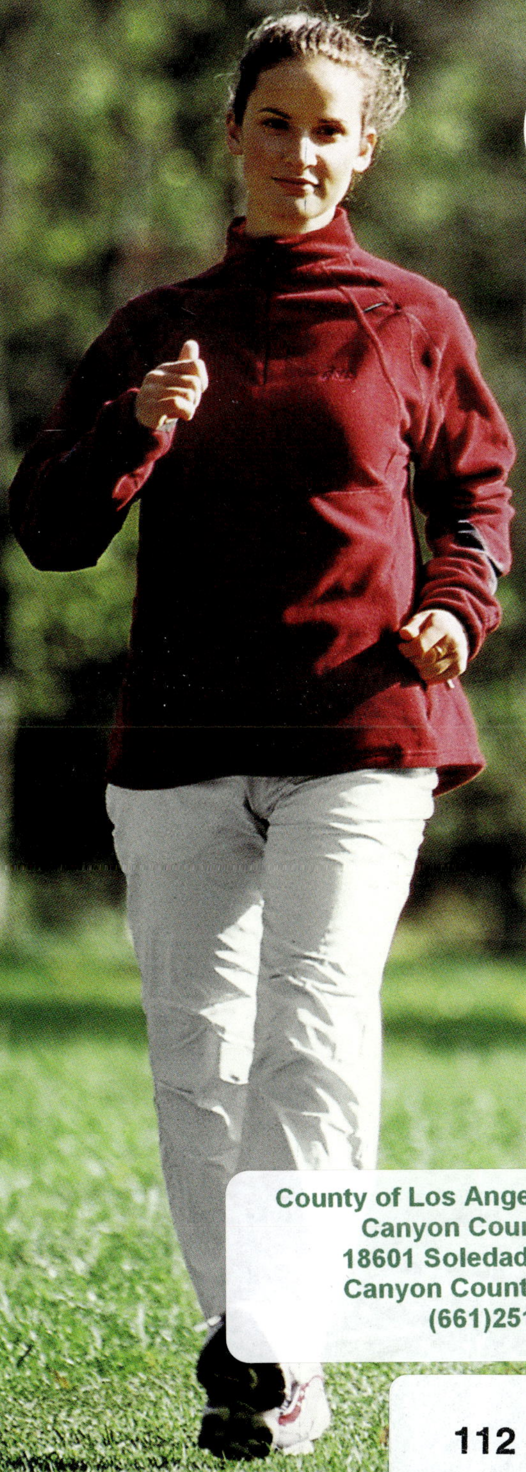

Caminar
y carrera suave

Dr. Klaus Bös

HISPANO EUROPEA

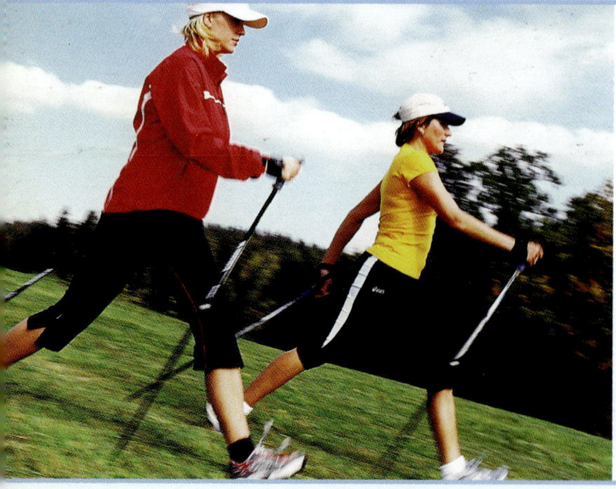

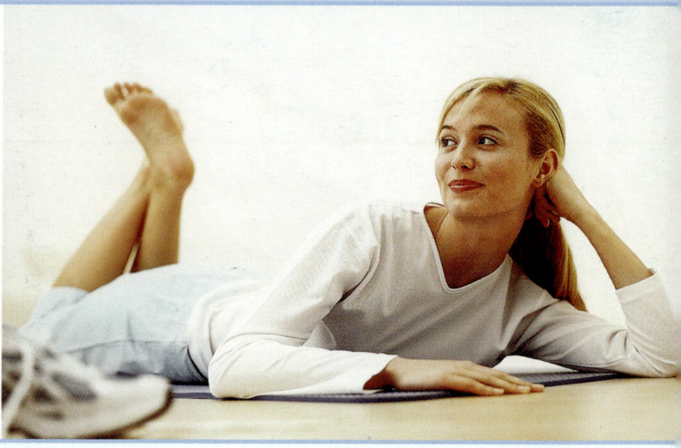

Unas palabras previas 5

› INTRODUCCIÓN

Sano, delgado y relajado 7

Camine para ponerse en forma 8
Un montón de buenas razones para caminar 9
¿Cuántas calorías está gastando? 13

› PRÁCTICA

¡A caminar! ¡a caminar! 19

El control de la resistencia 20
La prueba de caminar 20

La técnica correcta para caminar 24
La técnica de piernas 25
La postura corporal 26
La respiración 27
Velocidad y frecuencia cardiaca 28
El calentamiento y la parte suave al final del entrenamiento 31

Primeros auxilios en orden alfabético 38
Agujetas 38
Ampollas 39
Calambres en los gemelos 39
Dolores de pantorrilla 40
Dolores en articulaciones y músculos 40
Esguinces, contusiones, contracturas 40
Flato 41
Heridas 41
Tirantez en las piernas 42
Trastornos cardiovasculares 42
¡Hay que prevenir! 43
Cuidados relajantes 44

Programa de entrenamiento para caminar 46
El programa de entrenamiento 47
Tenga en cuenta sus límites 48
Programa de entrenamiento para iniciarse 49
Plan de entrenamiento para avanzados 50
Formas de motivarse 52
Entrenamiento bajo cubierto, sobre la cinta rodante 54

¿Qué equipamiento se ha de comprar? 56
Calzado a medida 56
La vestimenta correcta para caminar 59

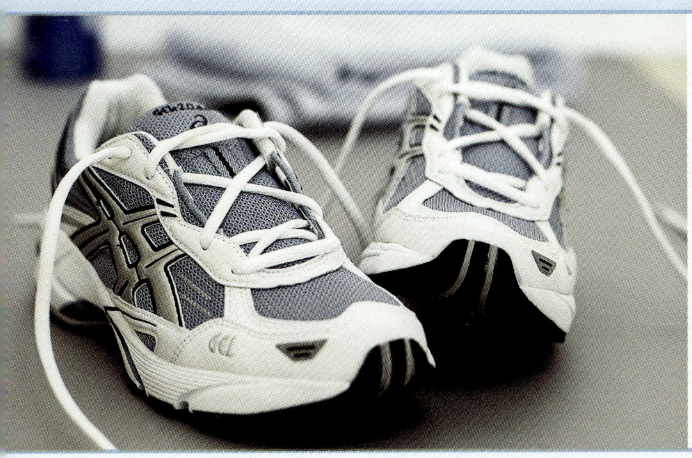

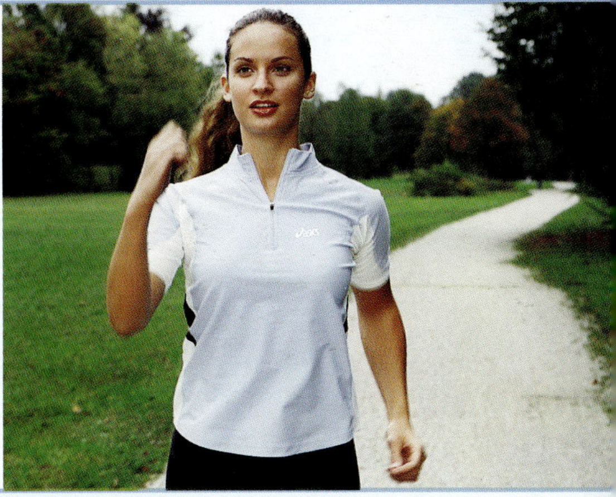

Aparatos para medir la frecuencia cardiaca 62
La música anima 63
¿Caminar con pesas? 63

La dieta relacionada con el caminar 64
Acabe con las dietas 65
Índice glucémico (IG) – La tabla con los alimentos 67
¿Nuestro cuerpo necesita entonces más energía? 71

Caminar para expertos 73

***Power walking* 74**
¡Camine de prisa! 75
Programa de entrenamiento para el *Power Walking* 76
Encontrar la medida justa 77

***Nordic walking* 78**
Un entrenamiento sano para todo el cuerpo 79
Adelgazar mediante el *Nordic Walking* 79
Reducir el estrés de forma efectiva 80
El equipamiento 80
La técnica 82
Programa de entrenamiento para el *Nordic Walking* 84

Entrenamiento de carrera suave 86
Intensivo con descansos 87
Correr y despegar 88
Programa de entrenamiento para la carrera suave 89

Caminar especial 93

Caminar para modelar la figura 94
Adelgazar a largo plazo 95
Modelar la figura 95
El diseño del entrenamiento 95
El programa de entrenamiento 96

Caminar y bienestar 104
Bienestar asiático 105
Programa de entrenamiento 105

Caminar con bebé 112
Caminar embarazada 113
Caminar después del parto 118

› APÉNDICES

Lo esencial, de un vistazo 122

Índice alfabético 124

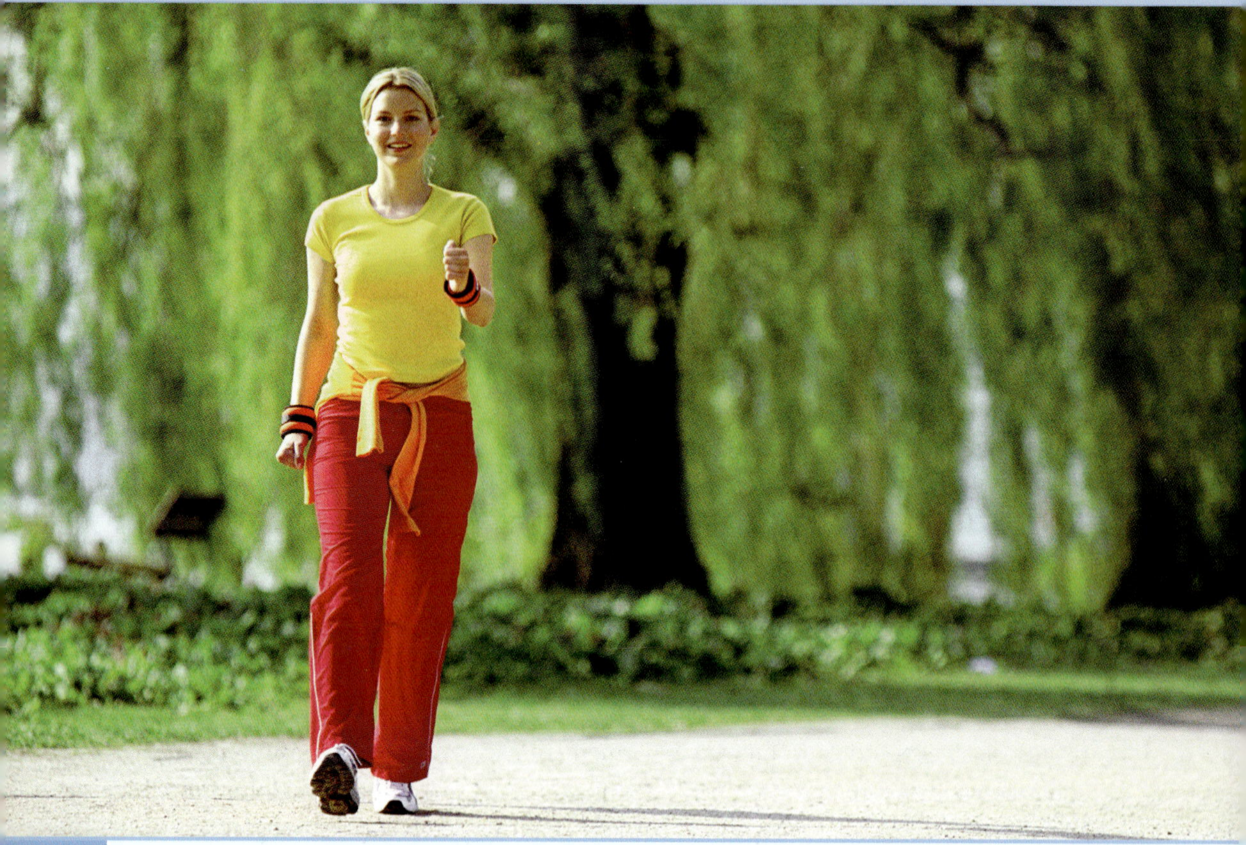

AUTOR

El **Dr. Klaus Bös** es catedrático de Ciencias del Deporte y director del Instituto de Deporte y Ciencias del Deporte de la Universidad Politécnica de Karlsruhe. Sus investigaciones se centran en el deporte y la salud, así como en la evolución del deporte. La actividad física en torno al caminar es un tema prioritario de su trabajo. En la década de 1990, el Prof. Dr. Bös fue uno de los vanguardistas en introducir el caminar en Alemania y fundó el Instituto Alemán del Caminar (DWI), y es actualmente su presidente. El autor editó numerosas publicaciones específicas y libros prácticos sobre el caminar y el *fitness*. Es consejero científico de la Federación Alemana de gimnasia artística y de la Federación Alemana de Atletismo.

Unas palabras previas

Ya podemos cruzarnos, en cualquier sitio, con gente que practica el caminar: en los parques y en la calle, en grupos y sola. Sólo en Alemania ya son varios millones de personas, parte de ellas están en contacto con grupos o encuentros de caminar pertenecientes a clubs o centros de *fitness*, pero la gran mayoría lo practican por iniciativa propia.

El caminar surge en los Estados Unidos y también de la larga tradición alemana del excursionismo deportivo. El *Nordic Walking*, en el que se camina con bastones especiales, se practica desde hace mucho tiempo en Escandinavia como variante del esquí de fondo para el verano. Yo mismo llevo promocionando, desde hace 15 años, esta sana actividad deportiva en Alemania, y el caminar se ha convertido lentamente en deporte nacional. ¡Las razones son obvias!

Esta modalidad deportiva suave le va bien a todo el mundo, tanto si se tiene el hábito de practicar deporte como si no. Contrariamente al correr, en el caminar no existe una fase de despegue, de manera que las articulaciones están más protegidas y está indicado tanto para principiantes, como para mayores o personas con sobrepeso. Pero también recomiendo el caminar a los seguidores del *fitness* y los habituales del deporte: podrán encontrarse ante mayores exigencias practicando las variantes del *Power Walking* o del *Nordic Walking*.

La ciencia del deporte define la modalidad del caminar como «andar de forma deportiva y sana con una frecuencia cardiaca entre 120 y 140 pulsaciones por minuto y a una velocidad de 6,5 a 8,5 quilómetros por hora». Resulta fácil de aprender puesto que se acerca mucho al patrón motriz del ser humano y tiene efectos positivos sobre la salud. Además le ayuda en su camino hacia una figura deseada y hacia un mayor nivel de *fitness*. ¿Qué más quiere? ¡Inicie ya su programa personal de caminar! Este manual le ayudará y le proporcionará toda la información importante sobre la técnica, el equipamiento y los programas de entrenamiento.

Prof. Dr. Klaus Bös

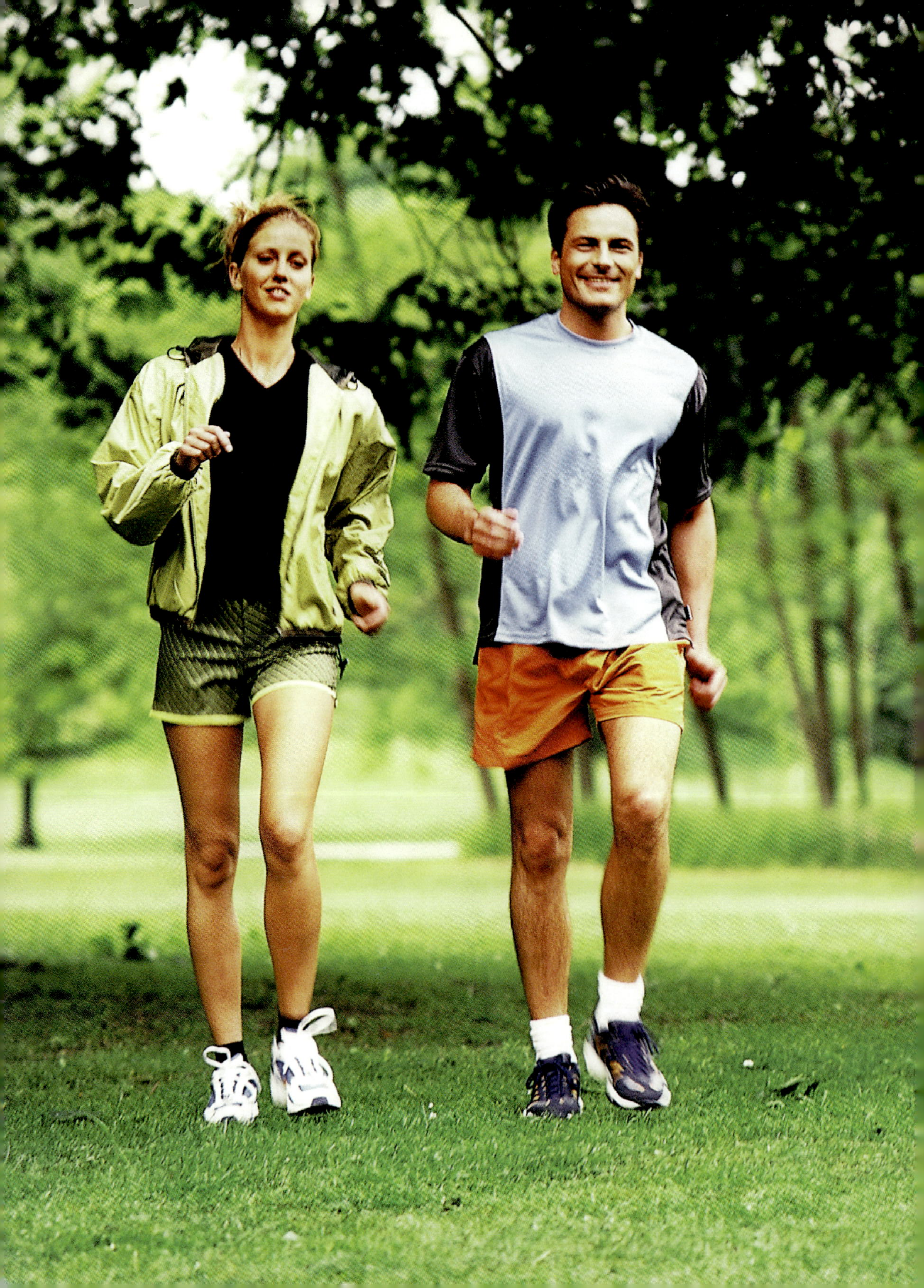

Sano, delgado y relajado

¿Quiere cuidar más de su salud y de su *fitness* y, si se puede, perder algunos kilitos por el camino? Olvídese de las prácticas agotadoras y, en su lugar, apueste por el caminar. Porque con este suave entrenamiento de la resistencia estará muy pronto en máxima forma. No importa si es una persona mayor o joven, gorda o flaca, principiante o deportista, ¡el caminar es apto para cualquier persona!

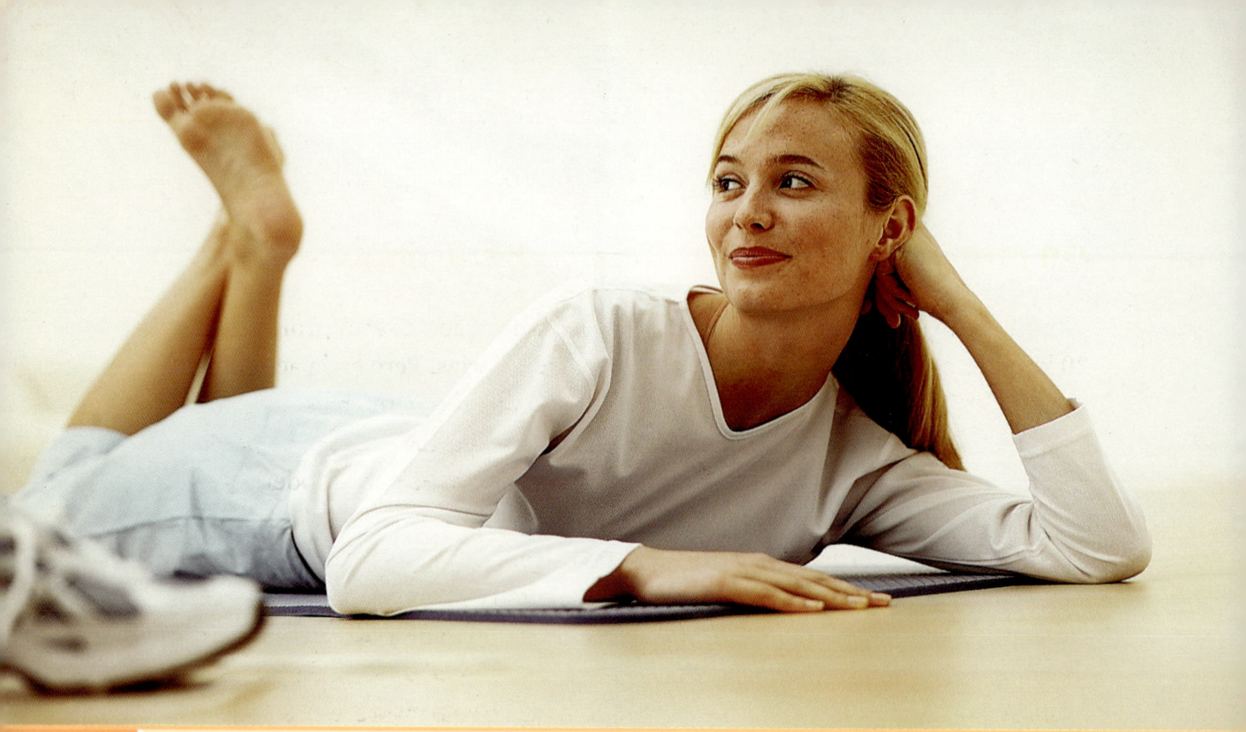

Camine para ponerse en forma

El caminar está de moda, y ¡es lógico! Aunque la traducción del inglés «*walking*» significa caminar, no se refiere a ir sencillamente a pasear por la naturaleza. Debe enderezarse expresamente cuando camina y realizar pasos rápidos, doblando los brazos y moviéndolos al ritmo de la marcha. En cada paso se ha de poner todo el pie sobre el suelo, empezando por el talón y acabando con el pulpejo para empujar activamente contra el suelo. Empleando la técnica correcta, el caminar se convierte en el deporte óptimo para todo el cuerpo: está entrenando piernas y nalgas con las zancadas rápidas y no demasiado largas y con el fuerte trabajo de los tobillos. A la vez está reforzando la musculatura de espalda, hombros y brazos con los movimientos de los brazos. Contrariamente a la marcha atlética, un deporte de competición, el caminar no se centra en velocidad y rendimiento sino en la diversión, el *fitness* y la salud.

Un montón de buenas razones para caminar

Hace sólo 100 años, la gente había de caminar cada día un promedio de 20 kilómetros para cumplir con sus obligaciones diarias. Pero en la actualidad sólo un 10% de la población tiene una profesión que requiere un esfuerzo físico. Nuestros antepasados a menudo gastaron más calorías que las que podían ingerir, mientras que el balance energético de nuestra sociedad moderna está al revés.

Pero en contrapartida del descenso de las exigencias físicas de la profesión, la carga psico-mental aumenta cada vez más. La mitad de la población activa ya se queja del estrés y sufre desajustes psíquicos, irascibilidad, insomnio y falta de movimiento. Uno de los mejores remedios contra estos «daños colaterales de la civilización» es el caminar. Porque con el caminar no sólo favorece su salud y su talla, sino que también aprende a superar las situaciones de estrés. Consecuencia: se sentirá mucho mejor en general.

En forma a través del caminar

A una persona que está en forma, no le falla la respiración y respira más hondo. Pero a los no entrenados se les cansan pronto los músculos durante un esfuerzo físico intenso, puesto que no llega suficiente oxígeno al cuerpo. Por ejemplo, al correr para coger el autobús, por la mañana, respiran rápida y superficialmente, de manera que el oxígeno no llega a todos los lugares del cuerpo, en concreto no alcanza toda la musculatura y se espira sin ser aprovechado del todo. Esto hace que se sientan ahogados y cansados.

El caminar pone en forma. Con el caminar puede fortalecer su respiración, de manera que no se quede tan pronto sin aire, sobre todo en las actividades cotidianas. Y el caminar también mejora su forma física y, además, le proporciona una buena figura.

El caminar es sano

Sigue habiendo un fuerte debate acerca de la utilidad del deporte cara a una vida larga y sana. Pero ya no se cuestiona que la actividad física mejora notablemente la salud. En un estudio a largo plazo se demostró que el riesgo de infarto de miocardio se reduce en un 25%, aproximadamente, si se gasta entre 800 y

1.000 calorías más al día realizando actividades físico-deportivas. Para este mayor desgaste energético debería practicar un deporte moderado de resistencia, durante dos horas por semana.

Pero la falta de tiempo sirve a menudo como argumento para descuidar la actividad deportiva. Es justamente el deporte lo que compensa cuando la profesión, la familia y los trabajos domésticos nos limitan cada vez más el tiempo disponible. Existen estudios que demuestran que el deporte ayuda a asimilar mejor las cargas cotidianas. Las personas deportivamente activas mostraron un nivel de salud claramente superior a los no deportistas. No se pudieron demostrar efectos negativos para la salud a causa de la carga profesional en los activos mientras que los médicos consideraban menos sanos los efectos del trabajo en los no deportistas.

El caminar y las mujeres

El caminar ofrece ventajas adicionales a las mujeres. Les protege de la osteoporosis, por ejemplo. Debido a la costumbre de caminar regularmente, el equilibrio entre el desarrollo y la degradación de los huesos se mantiene durante más tiempo, y el sistema óseo se vuelve más estable. Además, los huesos reciben más minerales debido a las suaves cargas de presión y tracción producidas al caminar. También ayuda contra la celulitis, puesto que la musculatura más requerida en el caminar son los músculos de piernas y nalgas. Su tejido conjuntivo se vuelve más firme y las molestas hendiduras se vuelven más pequeñas o incluso desaparecen por completo. Tampoco está contraindicado caminar durante los días de la menstruación. Casi no hay mujeres que todavía piensen que hay que cuidarse en especial durante su periodo, porque el cuerpo femeni-

INFORMACIÓN

SALGA GANANDO CON EL CAMINAR

- Su sistema cardiovascular se estabilizará claramente.
- Su metabolismo trabajará de forma mucho más económica.
- Su sistema locomotor rendirá más.
- Su sistema inmunológico se potenciará.
- Su psique quedará positivamente afectada.
- Su autoconfianza se reforzará.
- Se mantendrá joven y flexible y tendrá un buen aspecto.
- Se mantendrá delgado o se adelgazará.
- Reducirá su estrés.

no justamente suele tener una mayor capacidad de rendimiento durante estos días.

Hasta el 80% de las mujeres sufren el síndrome premenstrual (SPM) durante los días previos a la menstruación, que se manifiesta en forma de sensación de tensión en los senos, dolores en el bajo vientre, cefaleas, migraña o irascibilidad generalizada. Se supone que los síntomas físicos y mentales se deben principalmente a cambios hormonales dentro del ciclo menstrual femenino y también al desequilibrio de determinados neurotransmisores en el cerebro. Pero también los factores individuales como son una alimentación no acertada, cargas por el estrés o baja forma física pueden ayudar a la indisposición. Un entrenamiento suave de resistencia como el caminar puede aliviar las molestias. Además del movimiento y del aire fresco es el efecto de distensión del caminar lo que ayuda. Las hormonas liberadas durante la actividad también colaboran en la mejora.

Compartir su afición con otros significa para muchos una motivación adicional.

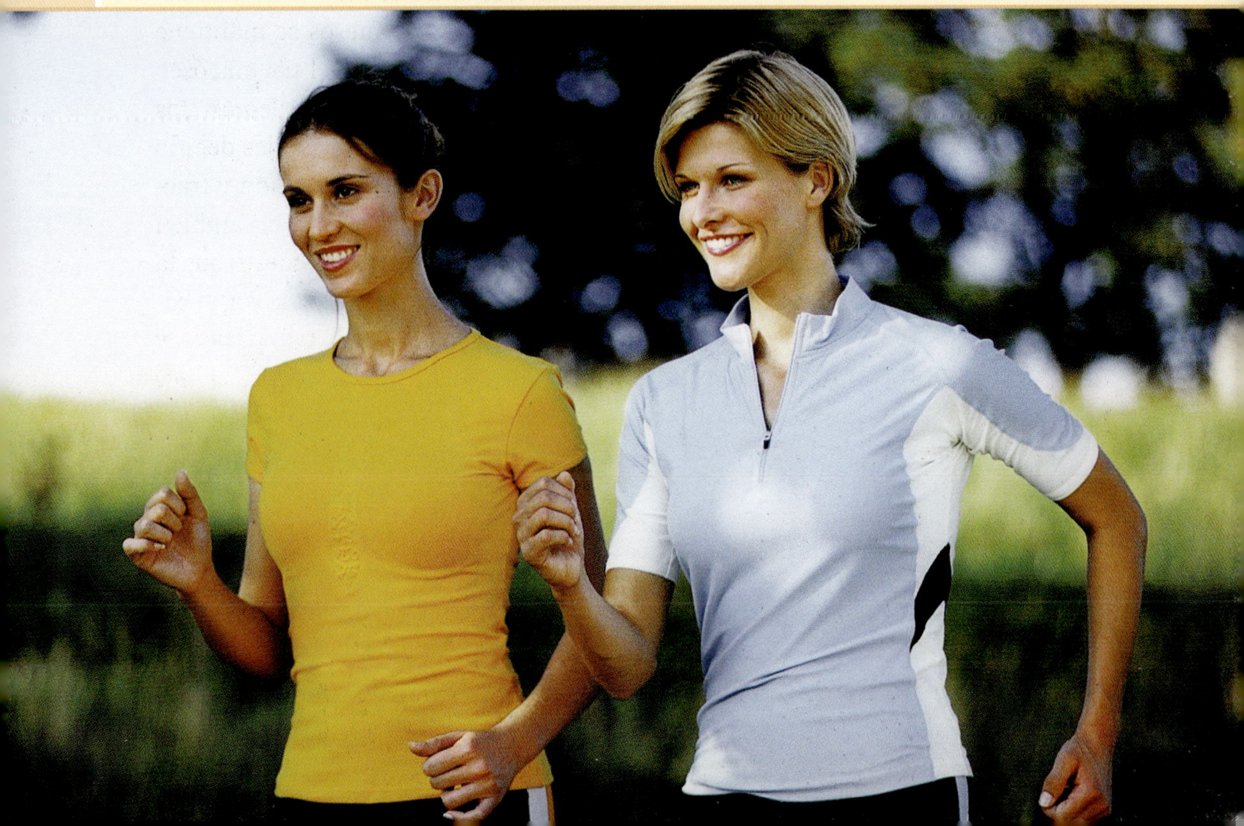

Caminar durante el embarazo

Justo durante el embarazo, el caminar está especialmente indicado como forma suave de entrenar. Porque el corazón bombea entonces más sangre a través del sistema cardiovascular y garantiza, de esta manera, un óptimo abastecimiento de oxígeno a la madre y al hijo. Pero lo que resulta decisivo para que se produzca este efecto positivo es la regularidad de un entrenamiento suave; lo mejor es practicar de dos a tres veces por semana, y no machacarse al máximo de vez en cuanto. El movimiento mejora además la postura corporal, previniendo los dolores de espalda. Otro aspecto positivo: el caminar previene trastornos clásicos del embarazo como las varices y los calambres en los gemelos. E incluso ayuda contra los cambios de humor causados por las hormonas durante el embarazo, puesto que el caminar libera hormonas de la felicidad (endorfinas).

El efecto del caminar sobre el feto también es positivo. Los movimientos de balanceo favorecen el desarrollo del niño y estimulan sus órganos sensoriales. Además, los bebés de madres físicamente activas tienen una especial vitalidad después de nacer. De manera que puede empezar a caminar ya durante el embarazo. A partir de la página 112, encontrará un programa especial de entrenamiento para embarazadas y madres.

Pero cuidado: la elasticidad de ligamentos y tendones aumenta durante el embarazo, de manera que las articulaciones son especialmente vulnerables. Debe controlar entonces la técnica correcta de caminar y llevar un buen calzado. Además se recomienda caminar sobre terreno llano.

Caminar de forma regular también repercute positivamente en el peso, a largo plazo.

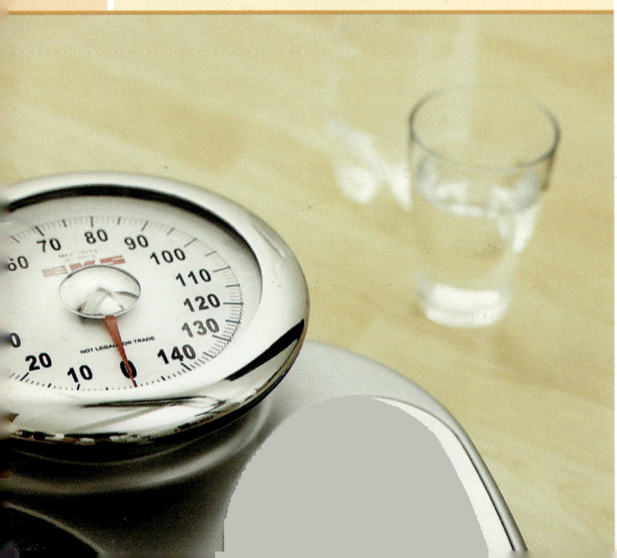

Adelgazar a través del caminar

Hay buenas noticias para las personas que quieren adelgazar a largo plazo. Con el caminar también se pierden kilos. Sólo se trata de caminar lo más rápidamente posible. Es importante caminar con regularidad y dentro de los límites aeróbicos; es decir, sin deuda de oxígeno (página 30).

¿CUÁNTAS CALORÍAS ESTÁ GASTANDO?

La ciencia del deporte ha desarrollado en los últimos años un método que permite determinar con bastante precisión el desgaste energético individual en las diferentes actividades. Para ello, se ha de hallar el índice metabólico (MET) particular de cada actividad. Se trata de un indicador para la captación de oxígeno que también se puede traducir en desgaste energético (Kcal). 1 Met corresponde entonces a una Kcal por kilogramo de masa corporal por hora, es decir el gasto unitario. Suena complicado pero no lo es:

Tipo de actividad física (intensidad mediana)	**Desgaste personal de calorías** (índice metabólico por hora)
Ver la tele, leer	1 MET × peso corporal en Kg
Besar, reír	2 METs × peso corporal en Kg
Jugar a los bolos	3 METs × peso corporal en Kg
Ir en bicicleta	4 METs × peso corporal en Kg
Trabajar en el jardín (rastrillar)	4 METs × peso corporal en Kg
Gimnasia	4 METs × peso corporal en Kg
Ir de paseo	4 METs × peso corporal en Kg
Entrenamiento en el ergómetro	5 METs × peso corporal en Kg
Caminar	5 METs × peso corporal en Kg
Senderismo	6 METs × peso corporal en Kg
Jogging, esquí de fondo	7 METs × peso corporal en Kg
Patinar en línea	7 METs × peso corporal en Kg

Regla básica: multiplique el número de METs por su peso corporal, el resultado será la cantidad de calorías que gasta durante una hora.

Ejemplo: Una mujer de 60 kg de peso gasta durante una caminata 5 METs x 60 Kg = 300 calorías. En cambio, una mujer de 90 Kg gasta 5 METs x 90 Kg = 450 calorías. Una persona con un peso corporal más elevado consume más calorías porque ha de mover en cada paso una mayor masa. Caminar de dos a tres horas por semana cumple entonces con el criterio de salud solicitado de 800 a 1.000 calorías adicionales por semana.

Su cuerpo quema entonces la mayor cantidad de calorías, y el efecto de combustión de grasas alcanza su máximo. También se incrementa el desgaste global en el cuerpo. Está gastando más energía, no sólo mientras camina, sino durante todo el día.

Encontrarse bien en general

Caminar no sólo tiene efectos positivos para nuestro nivel físico y nuestra salud corporal, sino también para nuestra psique. Con sólo una hora de caminar por semana, podemos mejorar nuestro bienestar notablemente. Porque el ejercicio en medio de la naturaleza ayuda a asimilar mejor el estrés y los problemas cotidianos. Razón: durante la sesión de caminar, se activa el metabolismo y se produce la hormona de la creatividad, ACTH. Al aire libre también se incrementa la concentración y la atención. El que quiera desconectar debe escoger recorridos sin ruido ni tráfico ni contaminación y que garanticen la recuperación en plena naturaleza. La persona que camina percibe su cuerpo de manera más consciente y procura que funcione mejor. La coordinación entre los diferentes músculos, la buena irrigación sanguínea y el (re)conocimiento de la propia capacidad de rendimiento influyen positivamente en nuestra autoestima y en la imagen que tenemos de nosotros.

Y no debemos descuidar en este punto un efecto secundario positivo del entrenamiento: el caminar produce belleza. Dado que durante el caminar se inspira una cantidad de oxígeno hasta ocho veces mayor, se estimula muchísimo la regeneración de las células y la piel se vuelve más tensa. A esto se añaden el peso perdido y el perfil corporal más firme a causa del fortalecimiento muscular, mejorando también su autoestima.

CONSEJO

UNA BUENA CONVERSACIÓN...

Si no le gusta ir a caminar solo, busque personas con los mismos intereses con las que pueda conversar por el camino. Mientras sea capaz de llevar una conversación durante la caminata, el ejercicio se estará realizando en el ámbito aeróbico. Si no encuentra compañeros para salir a caminar, también sirve un reproductor de música.

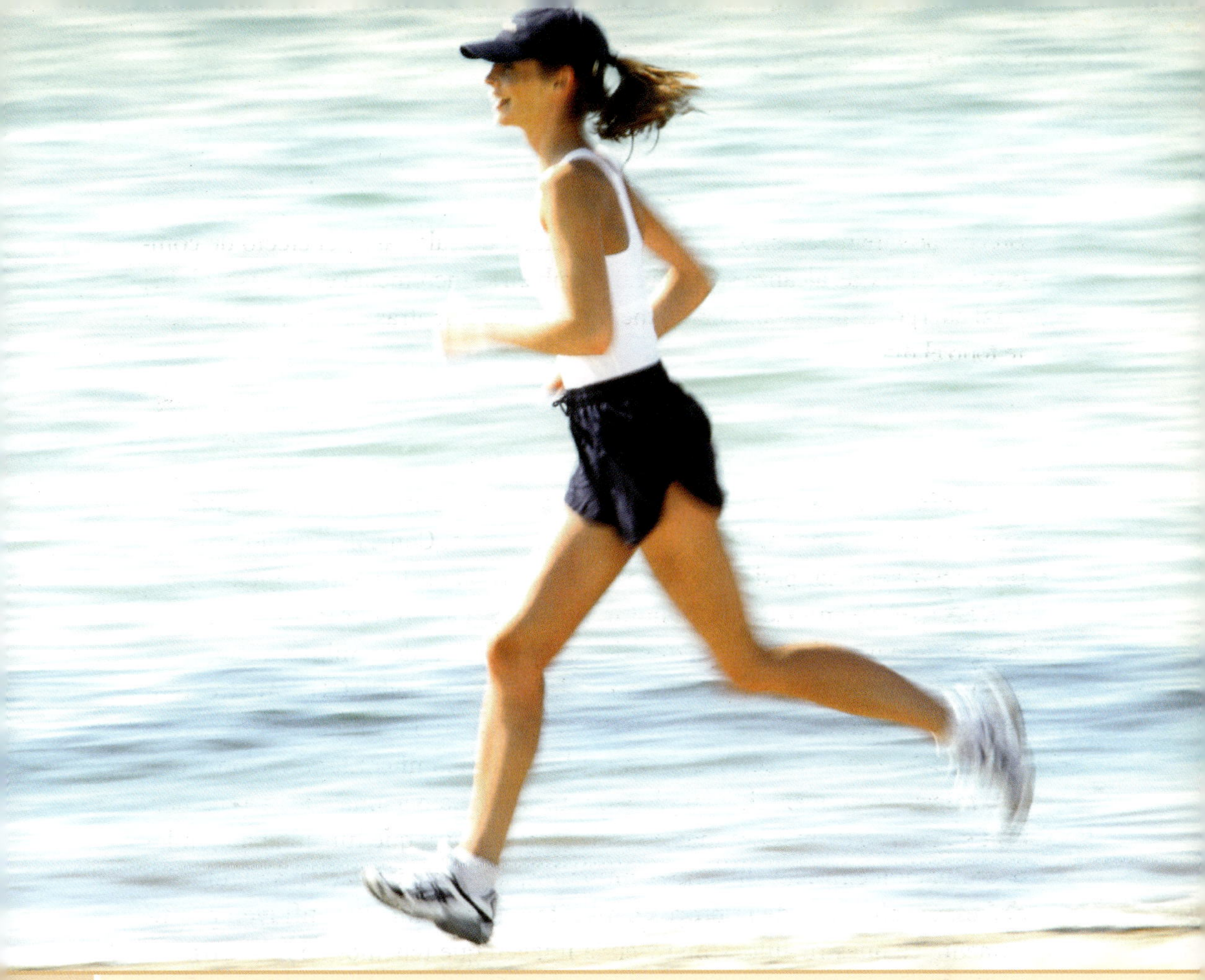

Contrariamente al caminar, en la carrera siempre existe una breve fase de vuelo que puede cargar las articulaciones.

Caminar en lugar de correr

Estudios científicos detectaron que muchos corredores se esfuerzan tanto que el entrenamiento tiene efectos negativos sobre su salud y su aparato locomotor, muchos ortopedas también lamentan el creciente número de lesiones de las articulaciones de tobillo, rodilla y cadera que aparecen en los últimos años a causa de los excesos de correr.

En cambio, apenas hay peligro de sobrecarga en el caminar. Las articulaciones, ligamentos y tendones sufren muchísimo menos que en otros deportes. En el *jogging*, por ejemplo, se han de soportar fuerzas que equivalen al triple del peso corporal en cada contacto e impulso del pie sobre el suelo. Pero al caminar,

INFORMACIÓN

COMPARATIVA ENTRE CAMINAR Y CORRER

¿Todavía está dudando si es mejor ir a caminar o a correr? Compare usted mismo:

Caminar	Correr
No hay fase de vuelo, menor carga por impacto	Fase de vuelo, mayor carga por impacto
Mínima carga para las articulaciones	Mayor carga para las articulaciones
Bajo efecto de entrenamiento para gente entrenada	Buen efecto de entrenamiento para gente entrenada
La intensidad de entrenamiento es fácil de dosificar	Peligro de sobrecarga
Adecuado para todas las personas aunque tengan problemas de salud	Especialmente indicado para deportistas jóvenes y de peso normal
El riesgo de lesión es mínimo	El riesgo de lesión es mayor que al caminar

sólo se ha de amortiguar hasta el doble del peso corporal. La razón es la ausencia de una fase de vuelo cuando caminamos, contrariamente al correr, y siempre hay un pie que mantiene el contacto con el suelo.

El peligro de artrosis y otros trastornos articulares inflamatorios es claramente inferior. El caminar además es lo ideal para entrenar la resistencia por parte de personas no entrenadas, de sobrepeso e incluso si se padecen trastornos ortopédicos, puesto que prácticamente no existe riesgo alguno de lesionarse, siempre que la técnica sea la correcta. El caminar pertenece entonces a los deportes suaves de resistencia, y es apropiado para todas las edades y cualquier nivel de forma física, dado que la intensidad del esfuerzo se puede dosificar fácilmente, incluso para principiantes, debido a la baja velocidad empleada. El *jogging* ofrece ventajas cuando uno ya tiene un buen nivel de entrenamiento y el caminar le parece demasiado suave.

Caminar, un deporte popular

Los tiempos de sudar con los ejercicios del *fitness* son del pasado: si camina acabará menos agotado que corriendo. De esta manera, le resultará más fácil aguantar el mínimo de 30 minutos (tiempo efectivo para mejorar la salud) o incluso más tiempo en movimiento.

No es de extrañar que el caminar le guste a un amplio grupo de personas. Los que no se sienten lo suficientemente entrenados, se consideran demasiado torpes o mayores para practicar otros deportes como correr o aeróbic, no tendrán ningún problema para empezar a caminar. Porque los patrones de movimiento corresponden en gran medida a los de la vida cotidiana, y a los no acostumbrados les resulta fácil. El caminar se puede integrar además sin problemas en la rutina diaria. Puede caminar en cualquier momento y en cualquier lugar, siempre que lleve el calzado correcto. Contrariamente a otros deportes de resistencia como la natación o el patinaje en línea, para caminar no necesita ni una piscina ni ha de aprender técnicas complicadas. Hasta los principiantes y negados al deporte sólo han de salir por la puerta y comenzar a caminar.

Control del Riesgo

Aunque el caminar pertenece a los deportes de poco riesgo, existen algunos factores que aconsejan la consulta de un médico antes de entrenar. Si, por ejemplo, lleva más de dos años sin practicar deporte alguno, su médico de cabecera le debería dar antes su visto bueno. Esto hace sobre todo referencia a casos de:

- Haber sufrido un infarto de miocardio o un ataque de apoplejía.
- Tener alteraciones del ritmo cardiaco o cuando existe un estrechamiento de los vasos coronarios.
- Sentir dolores en el pecho (que eventualmente se irradian hacia la región izquierda del cuerpo o que se acompaña con apnea).
- Sufrir trastornos circulatorios (eventualmente acompañados de dolor de las extremidades afectadas en situación de reposo).
- Tener la presión sanguínea elevada.
- Tener varices o tender a trombosis.
- Sentir dolores en las piernas después de caminar sólo 100 metros.
- Sufrir una enfermedad crónica (por ejemplo, diabetes mellitus, reuma, trastornos venosos).
- Sufrir alteraciones articulares.
- Tener una infección aguda (fiebre), sentirse mal o débil.
- Haber estado hospitalizado durante un tiempo largo o haber estado ingresado durante el último año.
- Sentirse débil o mareado cuando camina rápidamente.
- Sentirse cansado a menudo.

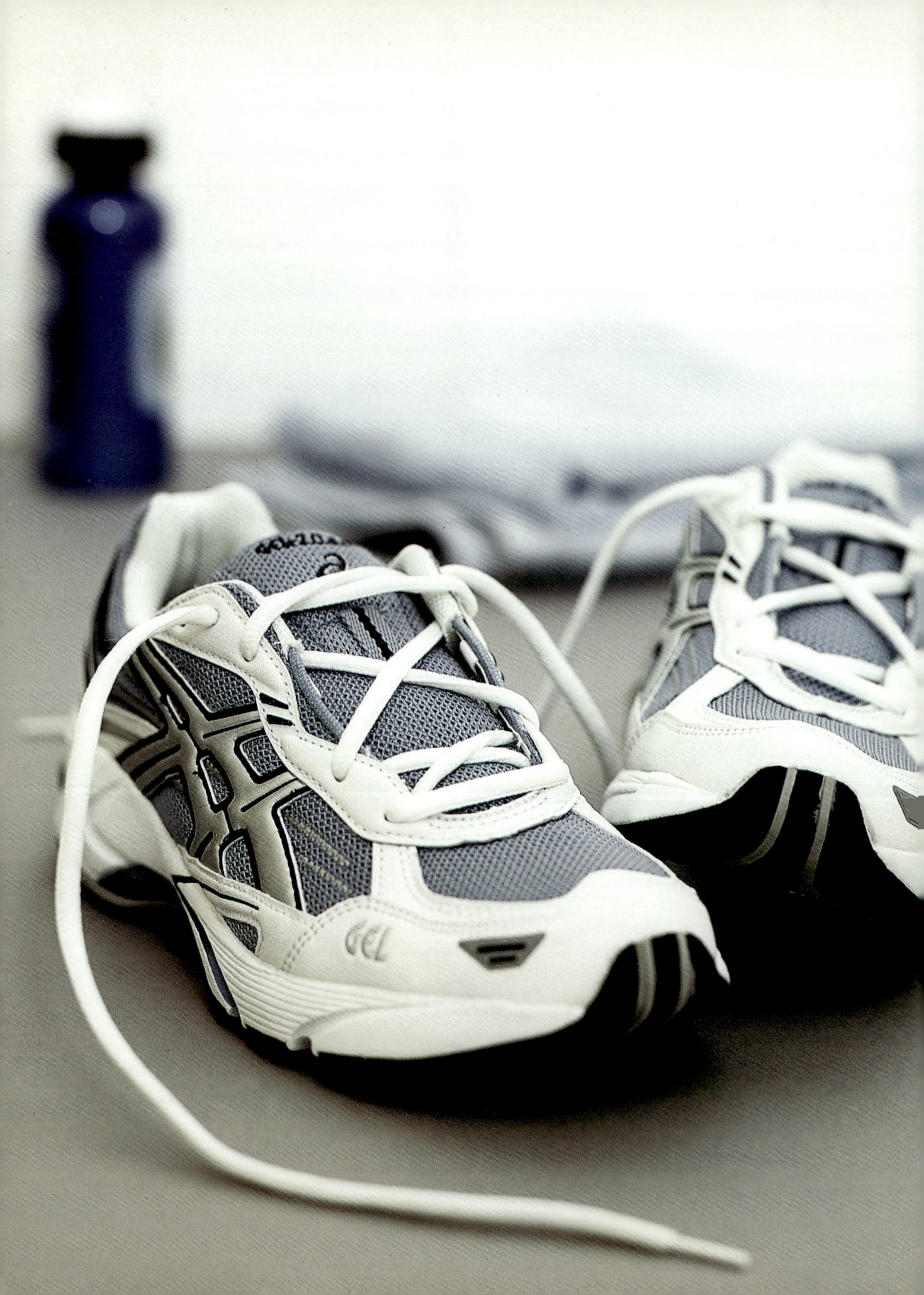
GEL

¡A caminar!
¡a caminar!

¿Ha decidido comenzar con el entrenamiento? ¡Pues póngase el calzado para caminar! Aquí le explicaremos todo lo que ha de saber, empezando por la técnica correcta y el calentamiento y llegando a la selección de la ropa y la alimentación óptima. Un control de la resistencia y los programas de caminar para cada nivel de rendimiento le asegurarán el éxito.

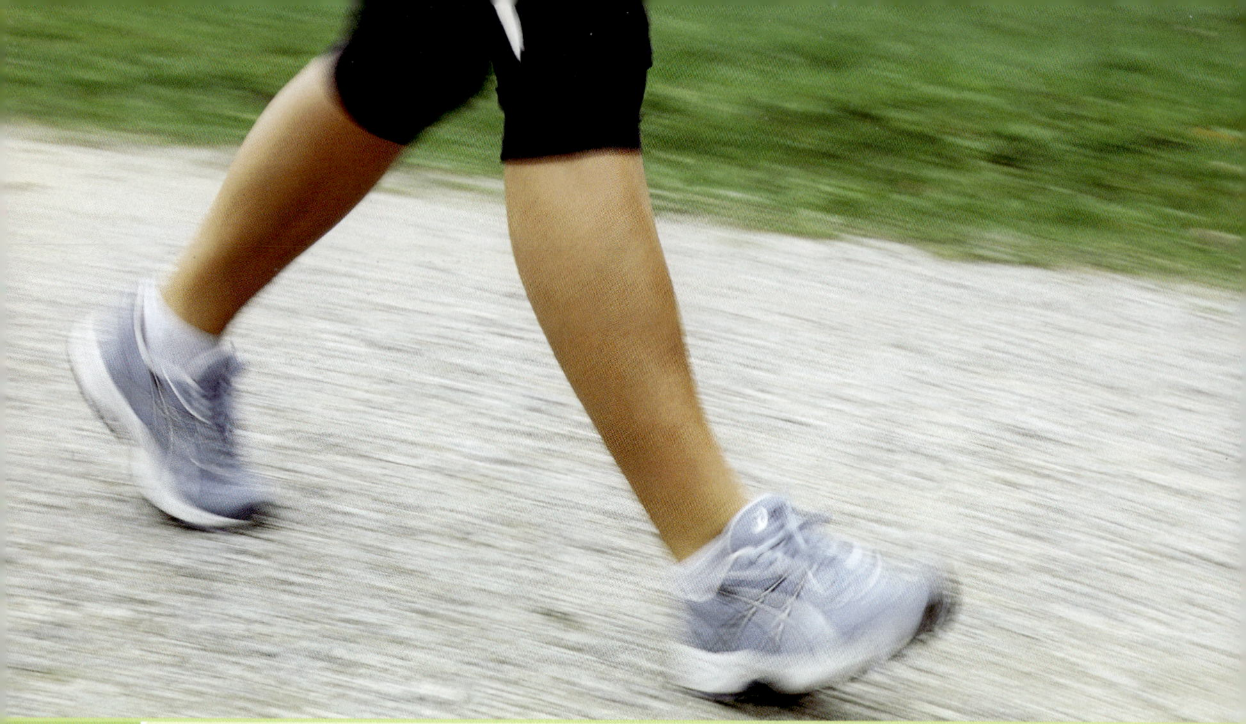

El control de la resistencia

Aunque el caminar sea el deporte idóneo para la iniciación en la actividad física, necesitará una mínima condición física para empezar con el entrenamiento. La velocidad es menos importante, al contrario: si quiere quemar grasas será mejor no caminar muy rápidamente. La prueba de resistencia que presentamos a continuación fue desarrollada especialmente para caminar, y se puede integrar en su entrenamiento sin problema alguno. Para ello, necesita:

- Papel y lápiz para anotar el tiempo que camina y las pulsaciones.
- Un buen calzado para caminar (página 57).
- Un cronómetro para medir su tiempo de caminar en minutos y segundos y para contabilizar sus pulsaciones.

La prueba de caminar

- Escoja para la prueba un recorrido plano de caminar de 2.000 metros justos. Recorra previamente el trayecto con una bicicleta que disponga de cuentakilómetros. O también puede dar 5 vueltas a una pista de atletismo de 400 metros.

- Evite una salida en frío: camine entre 300 y 500 metros para calentar antes de iniciar la prueba. Para ello, debe aumentar la velocidad de forma progresiva y acabar caminando lo más rápido que pueda. De esta manera, desarrollará una percepción sobre la velocidad adecuada. Espere unos instantes para recuperarse antes de empezar con la prueba.
- Comienza la prueba: ponga el cronómetro en marcha e intente caminar lo más rápidamente posible. Pero aminore la velocidad si le cuesta respirar porque las pulsaciones hayan subido demasiado.
- Pare el cronómetro cuando haya alcanzado la distancia de 2.000 metros, anote los minutos y segundos que haya estado caminando.
- Mida ahora las pulsaciones: busque su pulso en la muñeca (página 29) y cuente las pulsaciones durante 15 segundos. Anote las pulsaciones contadas y multiplique después la cifra por cuatro para hallar las pulsaciones por minuto.

Interpretación del tiempo requerido

Compruebe su nivel de *fitness* y resistencia en las tablas de página 22. Tenga en cuenta que la valoración del tiempo empleado no sólo depende de la capacidad de rendimiento y de la edad, sino que también interviene el sexo. Porque las mujeres tienen, por naturaleza, menos masa muscular y un peso inferior que los hombres. Y estos parámetros inciden, conjuntamente con el tamaño del miocardio, en el volumen cardiaco; es decir la cantidad de sangre que se puede bombear al cuerpo con cada latido del corazón. Con ello también quedan definidos el volumen máximo de oxígeno y la capacidad de resistencia del ser humano.

Su valor personal

Primero debe buscar su grupo de edad en la tabla. Para cada grupo de edad se indican tres distintos tiempos: en el centro se refleja el tiempo medio obtenido por las personas del grupo de prueba, a la izquierda los resultados algo más bajos y a la derecha los que son un poco mejores.

Frecuencia cardiaca deseada

Pero el tiempo solo no es suficiente para valorar su forma física. También debe considerar su tiempo de caminar respecto a la frecuencia cardiaca durante el esfuerzo, es decir, las pulsaciones calculadas al final del su recorrido de prueba.

Contrariamente a la distinción entre mujeres y hombres en cuanto a la capacidad de resistencia, ambos sexos se consideran al mismo nivel en cuanto a la frecuencia cardiaca. Busque entonces en la tabla de la página 23 el valor correspondiente a su grupo de edad.

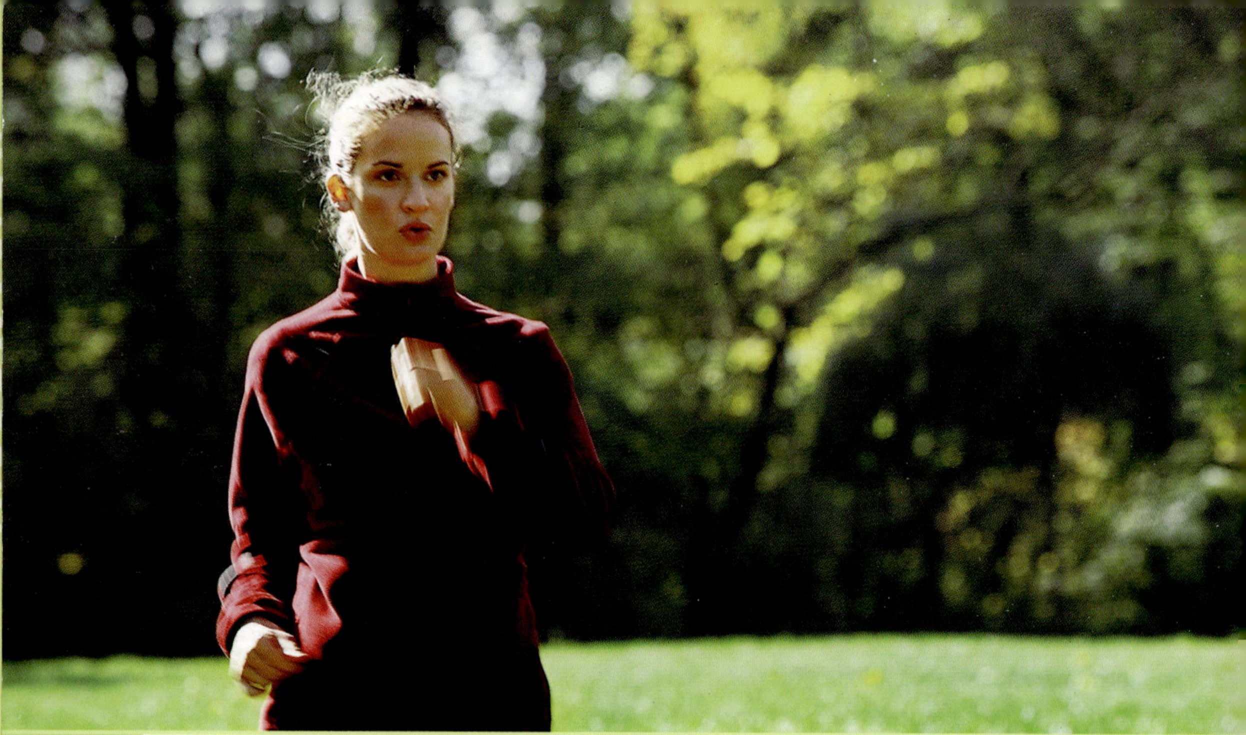

La técnica correcta para caminar

Para caminar correctamente, no resulta suficiente andar normal acelerando un poco. Sólo con la técnica correcta se convierte el andar en el deporte de resistencia llamado caminar. Si quiere mejorar su rendimiento físico debe caminar «correctamente». Con ello se garantiza que no sólo esté entrenando sus piernas, sino todo su cuerpo. Pero no se preocupe: ¡no es difícil en absoluto!

Con la técnica correcta, será además más rápido porque podrá aplicar la fuerza de sus piernas de forma eficiente y ahorrando energía.

Y hay otro aspecto positivo más: una correcta técnica de caminar constituye la mejor protección de sobrecargas y molestias ortopédicas, por ejemplo en la rodilla o en la columna vertebral. Este tema es importante, sobre todo para las personas con riesgo, como por ejemplo las que tienen sobrepeso.

La técnica de piernas

En cada paso, su pie debe contactar con el suelo empezando con el talón para tocar después progresivamente con todo el pie y acabar impulsando fuertemente con los dedos mientras el talón del otro pie toca el suelo. Este movimiento parcial le resultará más sencillo si se imagina que en cada paso debe empujar la tierra, que tiene debajo del pie, activamente hacia atrás. La punta del pie ha de mirar durante el caminar hacia delante. Es también normal que el pie se coloque más sobre el canto interno o externo.

Una vez que haya asimilado esta técnica de caminar, debe procurar no estirar la rodilla por completo cuando va a apoyar el talón. Manténgala ligeramente flexionada.

Longitud y frecuencia de las zancadas

La longitud de sus pasos dependerá principalmente de la velocidad y de la frecuencia de los mismos. Cuanto mayor sea la velocidad de caminar, mayor será también la frecuencia; es decir, la cantidad de zancadas y su longitud serán más cortas. En cambio, si efectúa pasos más largos para recorrer una distancia determinada en menos tiempo, bajará automáticamente la frecuencia de las zancadas.

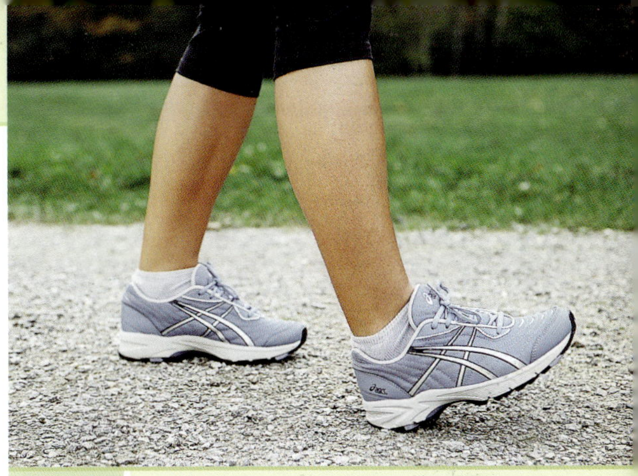

› El pie debe tocar el suelo primero con el talón, seguido por el resto del pie hasta llegar a los dedos.

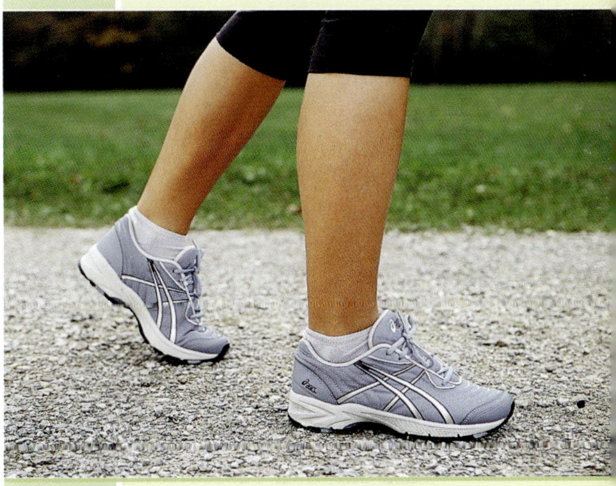

› El final del movimiento coincide con el empuje de los dedos del pie contra el suelo.

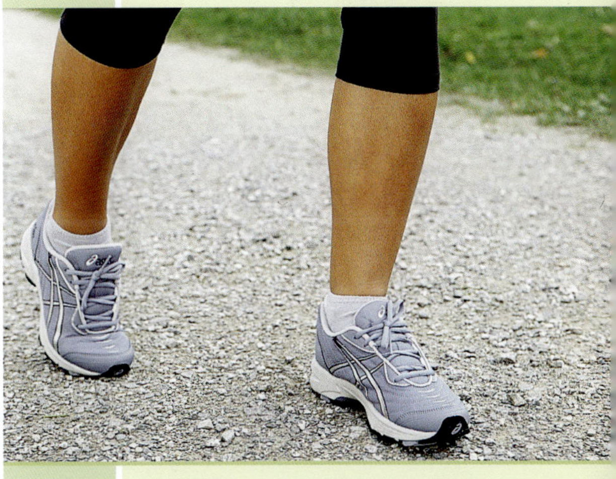

› Las piernas han de estar paralelas y los pasos no han de ser demasiado largos.

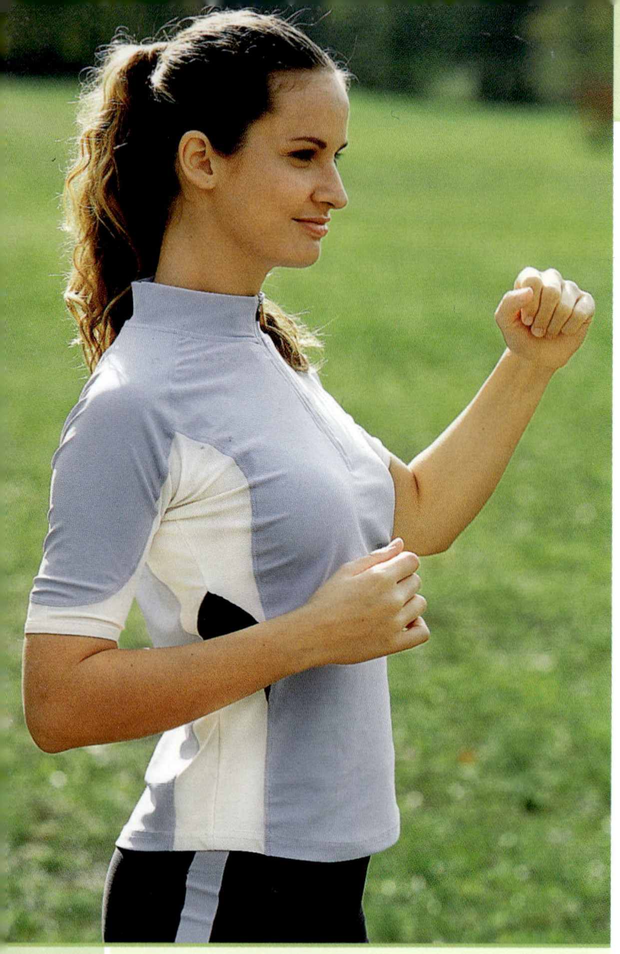

Los brazos forman un ángulo recto con las manos relajadas y semicerradas.

La postura corporal

Una vez que haya asimilado la técnica de piernas, podrá centrarse específicamente en la postura corporal correcta.

El tronco está totalmente erguido al caminar. Desplace los hombros hacia atrás y abajo para ensanchar la caja torácica. Con ello asegura, en primer lugar, tener suficiente espacio para respirar. Además, evita una tensión en la musculatura de hombros, nuca y espalda. Dirija su mirada hacia delante y hacia el suelo, a cuatro o cinco metros. Con ello también previene contracturas de la musculatura de cuello y nuca y además puede esquivar tiempo a cualquier obstáculo.

Brazos activos

Implique entonces sus brazos activamente en el movimiento: caminar con los brazos extendidos significaría alentar el movimiento global. Por ello debería angular los brazos a 90 grados y cerrar las manos de forma relajada formando puños. Mueva los brazos muy cerca del cuerpo, con un amplio movimiento rítmico que debe ir de la cadera hasta la altura de los hombros. Durante este movimiento de los brazos hay que concentrarse en el impulso activo del codo hacia atrás. La tensión creada de esta manera en la musculatura escapular y pectoral hace que el brazo vuelva automáticamente hacia delante. Los brazos se mueven hacia delante y atrás, en referencia a la dirección de caminar, y no en diagonal. De otra manera, quedaría afectada la postura erguida del cuerpo y la velocidad se reduciría.

Los brazos se mueven de forma inversa a las piernas: mueva el brazo izquierdo hacia delante cuando adelante la pierna derecha y desplace el brazo derecho hacia delante coincidiendo con el paso del pie izquierdo hacia delante. Mire que las manos se mantengan relajadas. El cerrar fuertemente las manos indica un agarrotamiento.

Caminar sobre diferentes terrenos

Las características del terreno donde practica el caminar inciden directamente en la constancia de la velocidad. Ni los caminos arenosos ni los de piedras son muy indicados para caminar. Lo idóneo son los caminos flexibles y suaves por el bosque, sobre césped o los caminos de paseo no asfaltados en los parques. Si vive en una ciudad, será inevitable que una parte del recorrido transcurra por asfalto. Vigile por ello que su calzado sea bueno (a partir de página 57), con el fin de no sobrecargar las articulaciones. Si pasa unas vacaciones en el mar, aproveche la ocasión para caminar descalzo por la arena. Tendrá un agradable masaje de pies incluido.

La respiración

El cuerpo debe absorber mucho más oxígeno durante el esfuerzo que en fases de reposo. Esta es la razón por la que respirará de forma más profunda y rápida cuando camina. Y justo los principiantes pueden quedarse entonces sin aire. De manera que también se ha de practicar la correcta técnica respiratoria, igual que la de caminar.

Usted puede ayudar activamente respirando de forma profunda y uniforme de acuerdo con el ritmo de caminar, por ejemplo inspirando a lo largo de tres pasos para espirar durante los siguientes tres pasos.

Inspire a través de la nariz y espire a través de la boca. El aire se precalienta, se humedece y se limpia, de esta manera, antes de llegar a los pulmones por la vía respiratoria.

RESUMEN

LA CORRECTA TÉCNICA DE CAMINAR

1. Empiece a una velocidad moderada.
2. Contacte siempre primero con el talón y con las rodillas ligeramente dobladas.
3. Toque progresivamente el suelo con toda la planta del pie.
4. Las puntas de los pies han de mirar en la dirección de caminar.
5. Doble los brazos 90 grados.
6. Mueva los brazos en sentido contrario a las piernas (adelante el brazo izquierdo cuando avanza con la pierna derecha y viceversa).
7. Relaje los hombros y déjelos caer hacia atrás.
8. Eleve el pecho durante la inspiración.
9. Respire de forma consciente y uniforme.
10. Centre su mirada hacia delante, a unos cuatro o cinco metros de distancia, para poder esquivar posibles obstáculos.

Si, a pesar de ello, le falta el aire y ha de respirar por la boca para obtener una mayor cantidad de oxígeno que demanda su organismo, aminore la velocidad hasta llegar a pararse del todo. Porque en la mayoría de los casos, la falta de aire se debe sencillamente al hecho de haber caminado demasiado rápidamente. Haga un pequeño descanso y respire no sólo a través de la boca, sino también a través de la nariz. Perciba cómo el aire fluye lentamente por su cuerpo y cómo llena finalmente sus pulmones. Una vez que haya recuperado su ritmo respiratorio, puede seguir con el entrenamiento.

Velocidad y frecuencia cardiaca

La frecuencia cardiaca en reposo se sitúa entre 60 y 80 pulsaciones por minuto en función de edad, sexo y nivel de forma física. Esto significa que nuestro corazón bombea en cada minuto, con 60-80 latidos, de cinco a siete litros de sangre por las arterias. Con el esfuerzo, las pulsaciones aumentan hasta llegar a su pulso máximo (Pmáx). A partir del pulso máximo, podemos determinar los diferentes niveles de esfuerzo indicados para un entrenamiento saludable de la resistencia.

Usted mismo puede calcular su frecuencia cardiaca óptima de entrenamiento con una sencilla «fórmula para las pulsaciones». Los valores hallados sirven tanto para hombres como para mujeres.

Fórmula de pulsaciones: la frecuencia cardiaca óptima para el entrenamiento

- Debe restar de 220 (pulsaciones) su edad en años y obtendrá su pulso máximo (Pmáx).
- Calcule el 70-80% de este valor y el resultado le indicará la frecuencia cardiaca por minuto óptima de entrenamiento (FCE) para el entrenamiento cardiaco, con el que siempre se encuentra en el ámbito aeróbico (vea la tabla de la derecha).
- Pero si calcula el 60-70% de su pulso máximo, hallará las pulsaciones óptimas por minuto para un entrenamiento de quema de grasas (velocidad menor).

Ejemplo: una mujer de 35 años tiene un pulso máximo de 185 (220 menos 35). Su frecuencia cardiaca óptima para el entrenamiento cardiaco se sitúa entre 139 y 148 (70-80%). Si quiere adelgazar, debería entrenar para quemar grasas (60 a 70%). Sus pulsaciones deben alcanzar entonces los 111-130 latidos por minuto. Pero debería caminar durante una hora, como mínimo.

Su velocidad de caminar será correcta siempre que sus pulsaciones se mantengan estables dentro de los valores calculados de acuerdo con la fórmula explicada. Su nivel físico ira mejorándose con el entrenamiento regular y podrá caminar cada vez más rápidamente.

Instrucciones para medir las pulsaciones

Para hallar las pulsaciones de forma manual, necesitará un reloj con segundero. Procedimiento:

- Interrumpa brevemente el entrenamiento y pare.
- Mida las pulsaciones en el antebrazo a la altura de la arteria de la mano. Para ello, debe practicar presionando ligeramente sobre la zona situada en la muñeca entre los tendones y el hueso (en dirección hacia el exterior).
- Cuando note el pulso, mire el reloj y cuente las pulsaciones durante 15 segundos. Multiplique el número por cuatro para hallar su frecuencia actual de pulsaciones por minuto.
- Si la frecuencia es más alta que la óptima de entrenamiento (página 28), debe reducir la velocidad hasta conseguir que las pulsaciones bajen. Si es más baja, puede aumentar un poco su velocidad.

Consejo: resulta imprescindible practicar la toma de las pulsaciones antes de salir a caminar. Porque cuando le falta el aliento y las pulsaciones van muy rápida cuesta bastante encontrar el sitio correcto en la muñeca.

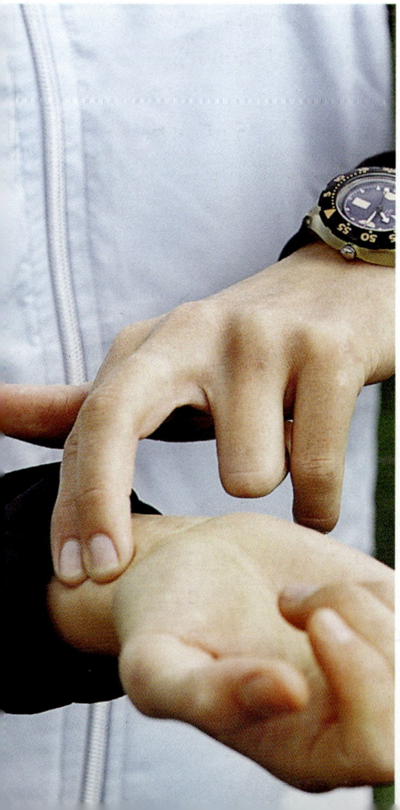

INFORMACIÓN

ÉSTA ES LA MANERA DE HALLAR SU ÓPTIMA FRECUENCIA DE PULSACIONES PARA CAMINAR

Edad Mujer Hombre	Pmax 220 menos edad vital	FCE óptima Trabajo aeróbico (75-80%)	FCE óptima Entreno para quemar grasas (60-70%)
20	200	150-160	120-140
25	195	146-156	117-137
30	190	143-152	114-133
35	185	139-148	111-130
40	180	135-144	108-126
45	175	131-140	105-123
50	170	128-136	102-119
55	165	124-132	99-116
60	160	120-128	96-112

Pmax= pulsaciones máximas FCE= Frecuencia cardiaca de entrenamiento

Observación: la frecuencia cardiaca puede variar mucho entre una persona y otra. Si sus pulsaciones se desvían notablemente de los promedios indicados debería consultar un entrenador o médico.

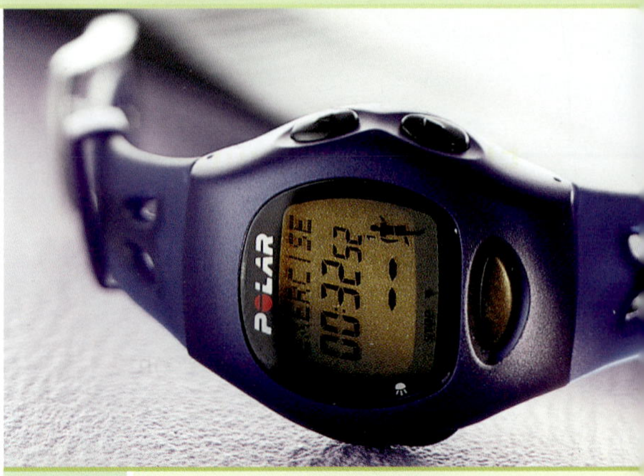

Un reloj-pulsímetro se ocupará del control de la frecuencia de pulsaciones de entrenamiento

Pulsímetro

Para estar del todo seguro de que su frecuencia óptima de pulsaciones de entrenamiento se mantiene constante durante todo el ejercicio debería entrenar con un pulsímetro, puesto que controla la evolución de su frecuencia cardiaca con precisión sin tener que interrumpir el caminar. El pulsímetro resulta imprescindible como sistema de alarma si no debe sobrepasar una determinada frecuencia cardiaca por razones de salud, por ejemplo después de un infarto de miocardio.

Entrenamiento aeróbico y anaeróbico

La producción de energía en nuestras células musculares se efectúa con oxígeno (aeróbico) o sin oxígeno (anaeróbico), siempre en función del esfuerzo realizado. Si está entrenando de forma aeróbica, a moderada o mediana intensidad, su cuerpo utilizará primordialmente la energía procedente de sus depósitos de grasa y no sólo de las reservas existentes de hidratos de carbono que son de acceso rápido. Debido al suministro suficiente de oxígeno a las mitocondrias, las centrales de energía de nuestras células, la quema de grasas puede funcionar a ritmo máximo.

Una vez que esté bien entrenado, la quema de grasas también funciona si se ha de esforzar un poco más. Pero la gran mayoría de nosotros sólo puede realizar cargas intensas, por ejemplo un *sprint* de diez segundos para coger el autobús, gracias a la energía anaeróbica. En este caso no se requiere oxígeno, puesto que el cuerpo utiliza los hidratos de carbono depositados en las células musculares para poder realizar esfuerzos a máxima velocidad. Pero si estas cargas se prolongan, el musculo se vuelve ácido porque durante la degradación de los hidratos de carbono se acumula el lactato (o sea, un exceso de ácido láctico). El rendimiento comienza entonces a disminuir y, en la mayoría de los casos, nos veremos obligados a abandonar.

Esto significa lo siguiente para la actividad de caminar: cuanto mayor sea el recorrido que quiere recorrer, más baja debe ser la velocidad. Sólo entonces funcionará el suministro aeróbico. No se quedará sin aliento, estará entrenando su resistencia y el metabolismo de las grasas resultará especialmente efectivo.

El calentamiento y la parte suave al final del entrenamiento

Tanto el calentamiento como la vuelta a la calma son elementos esenciales del entrenamiento de caminar. Los ejercicios de relajación y movilización previos al caminar preparan el cuerpo para el esfuerzo posterior. Los ejercicios de estiramiento y de relajación permiten finalizar el entrenamiento de manera suave.

Calentamiento

No hace falta realizar ejercicios de estiramiento antes del entrenamiento puesto que el caminar no requiere movimientos abruptos ni muy amplios. Para calentar se recomienda, después de caminar un poco, relajar los hombros con movimientos circulares, calentar la zona de pies y tobillos y activar la espalda para el entrenamiento.

Relajar los hombros con movimientos circulares

Objetivo: descarga el estrés de cada día y nos prepara para caminar en la naturaleza; disuelve contracciones y le prepara para los movimientos activos de los brazos.

> Póngase de pie, con las piernas ligeramente separadas.

> Gire primero el hombro derecho varias veces hacia atrás y delante y luego el izquierdo para relajarlos. Mantenga su posición erguida.

Tensión de los hombros

Objetivo: relajar los hombros.

> Eleve ambos hombros hacia las orejas, mantenga la tensión durante tres segundos. Inspire durante este gesto. 1

> Deje caer los hombros de golpe, relajándolos. Espire marcadamente durante este gesto para aumentar el efecto de distensión.

> Repita el ejercicio como mínimo dos veces más, después de una breve pausa.

1 3 repeticiones / 3 seg. cada una

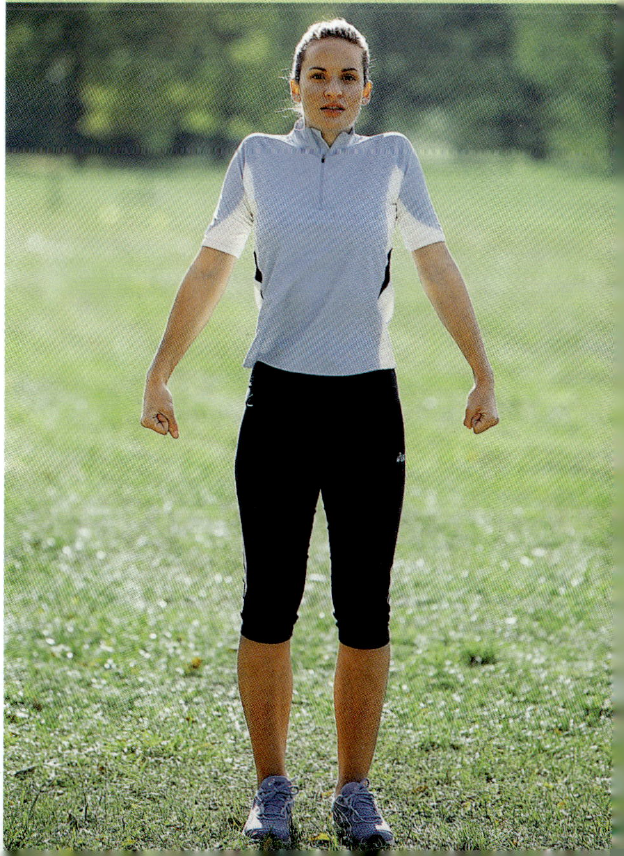

Calentar los tobillos

Objetivo: disuelve el agarrotamiento, calienta las articulaciones y previene lesiones.

› Apoye varias veces el pie lentamente, empezando por el talón y acabando con las puntas. Apóyese sobre los pulpejos de los pies y vuelva atrás. Apóyese sobre los talones, con las rodillas dobladas y vuelva atrás.

› Haga rotaciones con los pies a la altura de los tobillos, alternando entre uno y otro. 2

Importante: ¡Flexione la rodilla! Con el fin de preparar el movimiento correcto del pie ya durante el calentamiento, debe intentar apoyarse sobre sus talones con las rodillas flexionadas. Porque al flexionar las rodillas ligeramente, está protegiendo las articulaciones durante la sesión de caminar.

Activar la espalda

A continuación se moviliza la espalda. Para ello puede utilizar todos los ejercicios que disuelven agarrotamientos, que alimentan los discos intervertebrales y que inician una relajación activa. Debería mantener cada estiramiento durante unos 30 segundos.

2 10 repeticiones

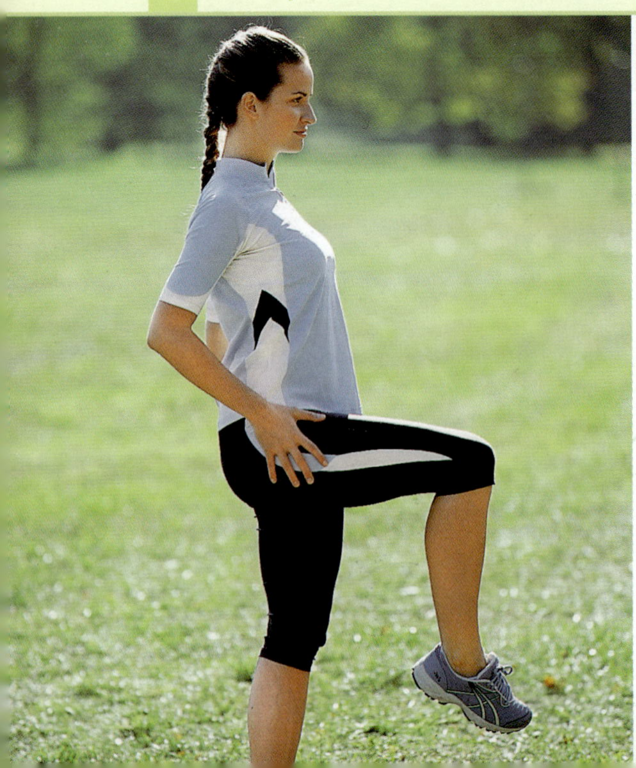

3 1 repetición / 30 seg.

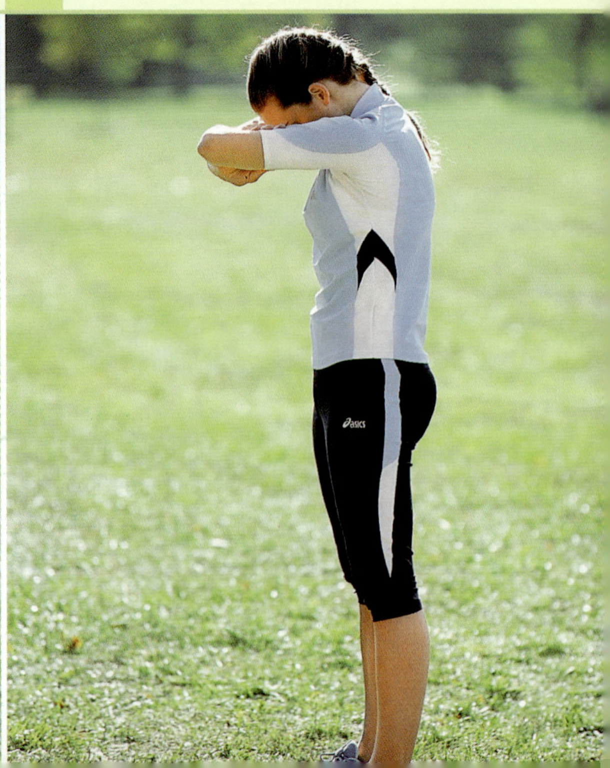

Parte superior de la espalda

> Póngase de pie, cruce los brazos y ponga las manos sobre el brazo contrario.

> Levante los brazos hasta la altura de los hombros, acerque la cabeza hacia los brazos y adelante brazos y hombros suavemente. Respire tranquilamente durante el ejercicio. 3

Omóplatos

> Desde la posición inicial, cruce los brazos y coloque las manos sobre el omóplato contrario. 4

> Desplace entonces con las manos los omóplatos hacia delante redondeando la espalda. No se olvide de la respiración.

Inclinación lateral

> Vuelva a enderezarse de pie y cruce los pies de manera que el pie derecho esté delante del izquierdo.

> Levante los brazos por encima de la cabeza, enlace los dedos de las dos manos y gírelas de manera que las palmas indiquen hacia arriba.

> Incline el tronco lentamente hacia la izquierda sin contener la respiración. 5

> Relájese volviendo al centro y respirando tranquilamente. Ponga entonces el pie izquierdo por delante del derecho y estírese hacia el otro lado.

4 1 repetición / 30 seg.

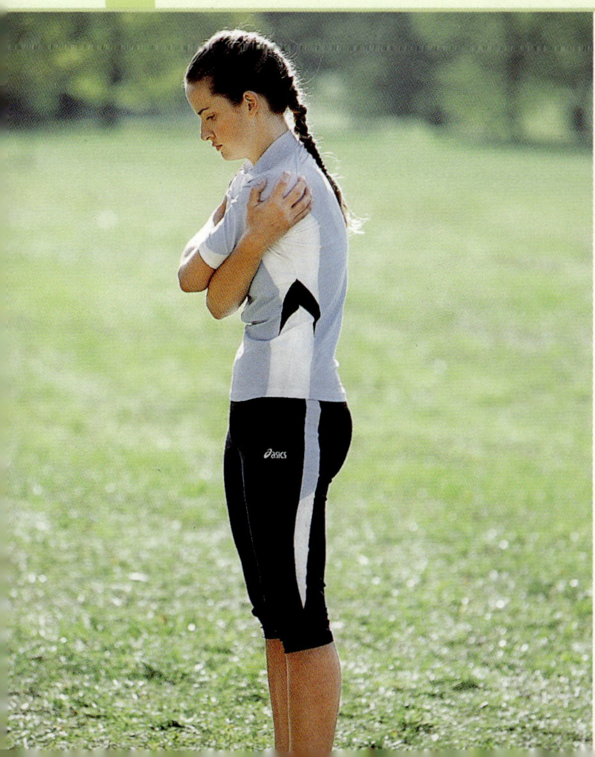

5 1 repetición / 30 seg.

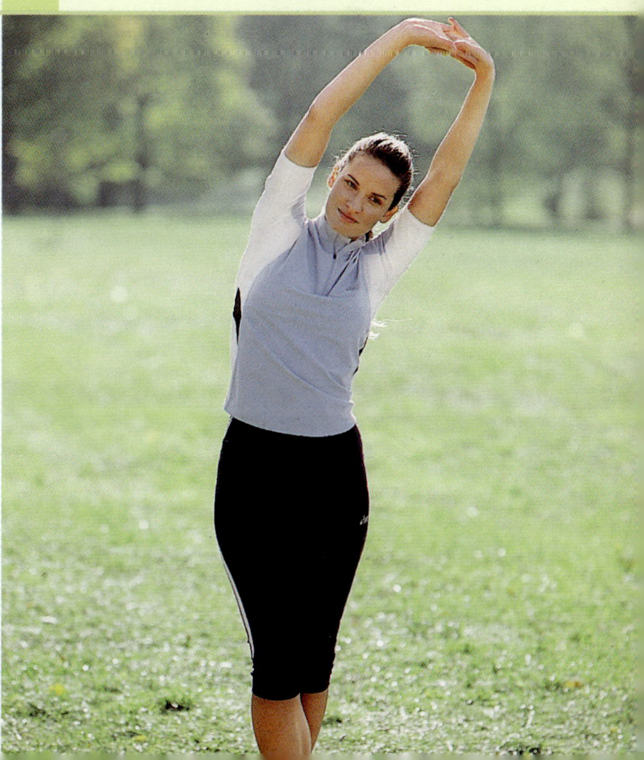

IMPORTANTE !

ESTIRAR CORRECTAMENTE

- Las diferentes posiciones de *stretching* son correctas cuando nota una ligera tracción en los músculos.
- Mantenga el estiramiento durante unos 15 segundos y relaje los músculos a continuación.
- Repita los cambios entre estirar y relajar dos o tres veces y cambie después de lado.
- Respire con tranquilidad y de manera uniforme durante todo el ejercicio.

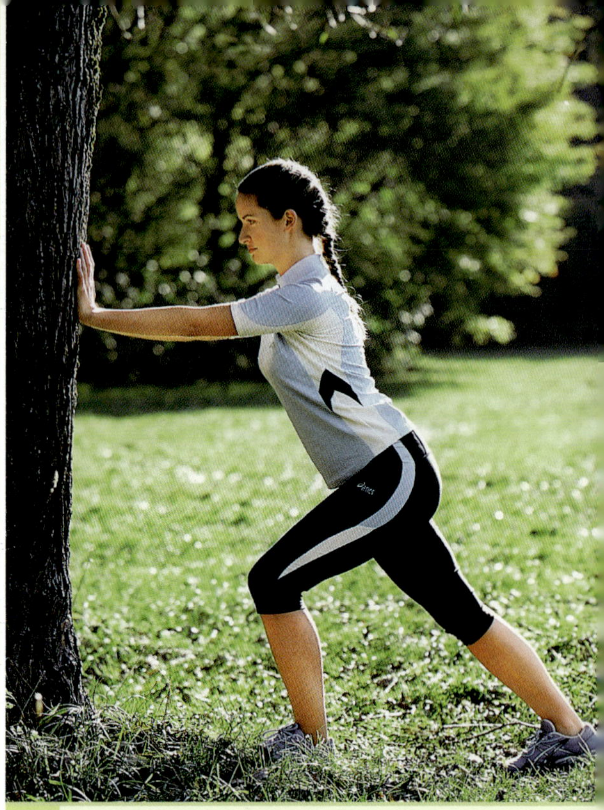

1 **2 rep. /15 seg. cada una**

Parte suave al final del entrenamiento y estiramientos

Cuando quiera finalizar su sesión de caminar debe reducir la velocidad y seguir caminando durante unos diez minutos antes de parar por completo. Termine su entrenamiento entonces con un breve programa de *stretching*. La musculatura contraída por el entrenamiento vuelve de esta manera suavemente a su elongación inicial.

Estire primero la musculatura de los gemelos y a continuación la parte anterior y posterior del muslo. Después vienen los pectorales, la nuca, la cadera y la parte inferior de la espalda.

Gemelos

- Efectúe un paso hacia delante y apoye ambas manos sobre el tronco de un árbol. La pierna de atrás está extendida, ambos talones tocan el suelo, los dedos de los pies miran hacia delante.
- Avance la cadera e intente presionar con los brazos extendidos contra el árbol. La pierna de atrás se mantiene extendida sin separar los talones del suelo. Si no nota tensión alguna, debe atrasar más la pierna trasera o elevar los dedos del pie. 1
- ¡No se olvide de cambiar de lado!

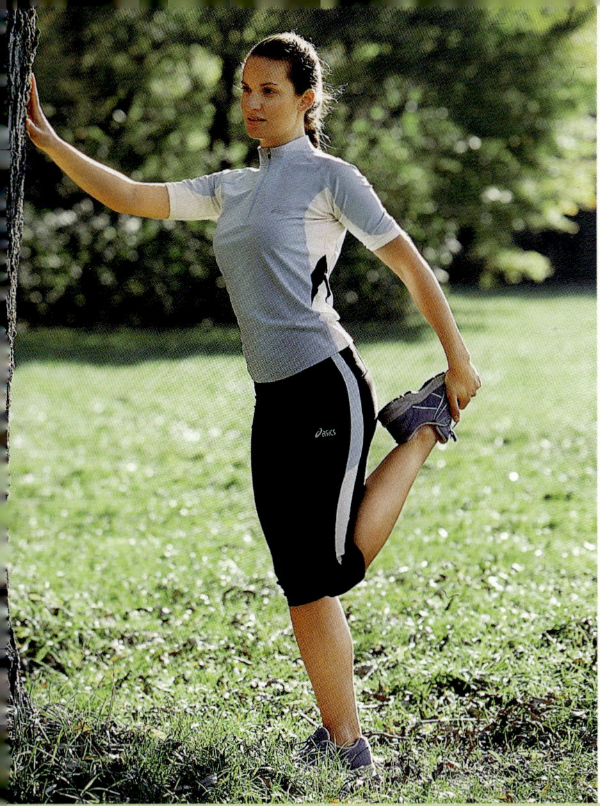

2 | 2 rep. /15 seg. cada una

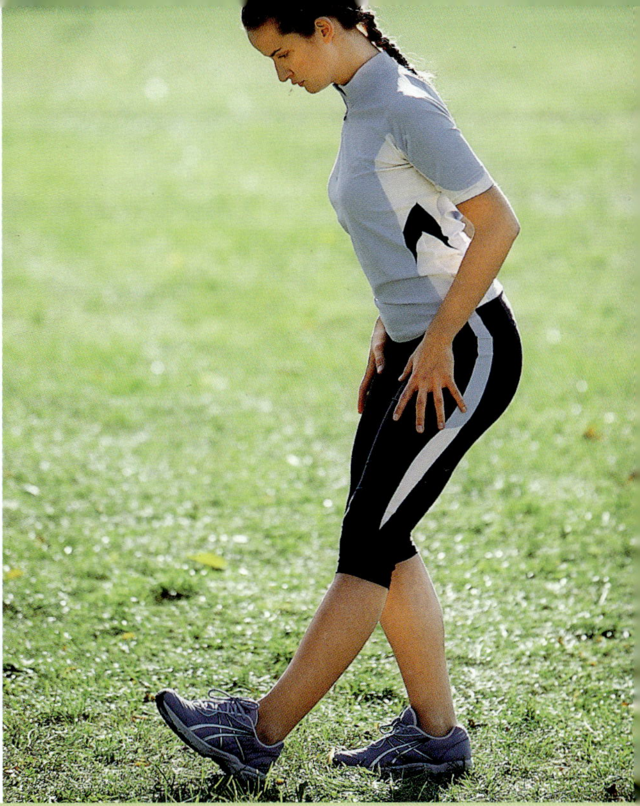

3 | 2 rep. /15 seg. cada una

Cara anterior del muslo

› Colóquese delante del árbol con las piernas ligeramente flexionadas y apoye la mano derecha sobre él. Mantenga una posición erguida. Contraiga la musculatura de abdomen y nalgas con el fin de evitar un arqueo de la espalda.

› Doble la pierna izquierda hacia atrás y agarre el empeine del pie con su mano izquierda.

› Acerque el pie con su mano hacia las nalgas hasta notar una tensión en la cara anterior del muslo. Avance la pelvis un poco hacia delante. 2

› ¡No se olvide de cambiar de lado!

Cara posterior del muslo

› Efectúe un paso hacia delante y eleve los dedos del pie de manera que sólo el talón mantenga el contacto con el suelo. Extienda con cuidado la rodilla hasta percibir una tensión en la cara posterior del muslo. Mire de mantener la espalda recta y no la arquee. 3

› ¡No se olvide de cambiar de lado!

Pectorales

> Colóquese de costado junto a un árbol y extienda el brazo lateralmente poniendo la mano sobre el tronco, a la altura de su hombro. El brazo ha de estar totalmente extendido.

> Contraiga la musculatura de abdomen y nalgas con el fin de no arquear la espalda. Gire su tronco en dirección contraria al árbol hasta notar una tensión en brazo y pecho. 4

> ¡No se olvide de cambiar de lado!

Nuca posterior

> Póngase de pie y separe las piernas ligeramente flexionando un poco las rodillas.

> Deje sus brazos relajados a los costados del cuerpo.

> Incline la cabeza hacia delante desplazando a su vez ambos omóplatos hacia atrás. Notará una tensión en la nuca. 5

4 2 rep. /15 seg. cada una

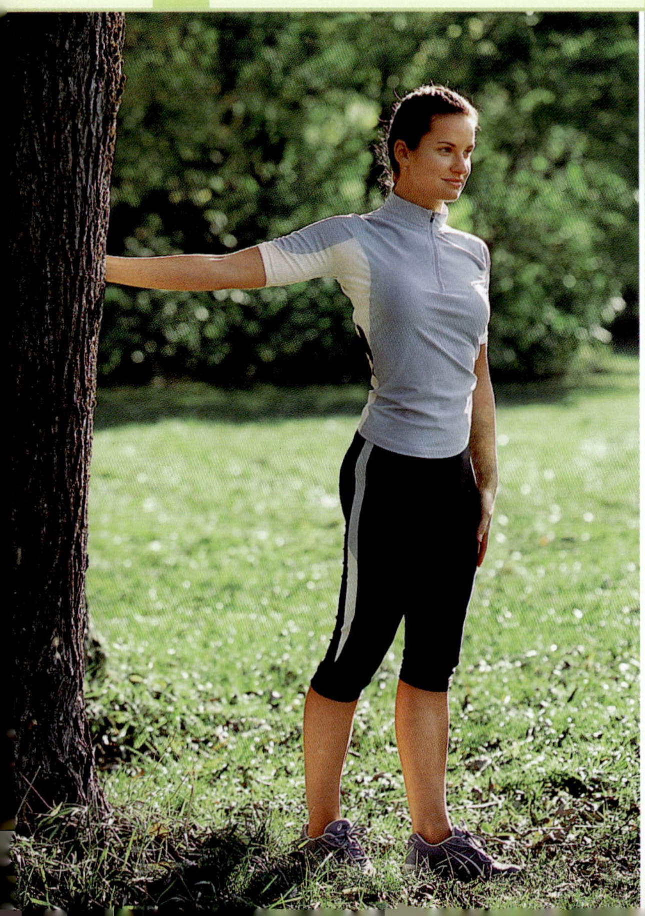

5 2 rep. /15 seg. cada una

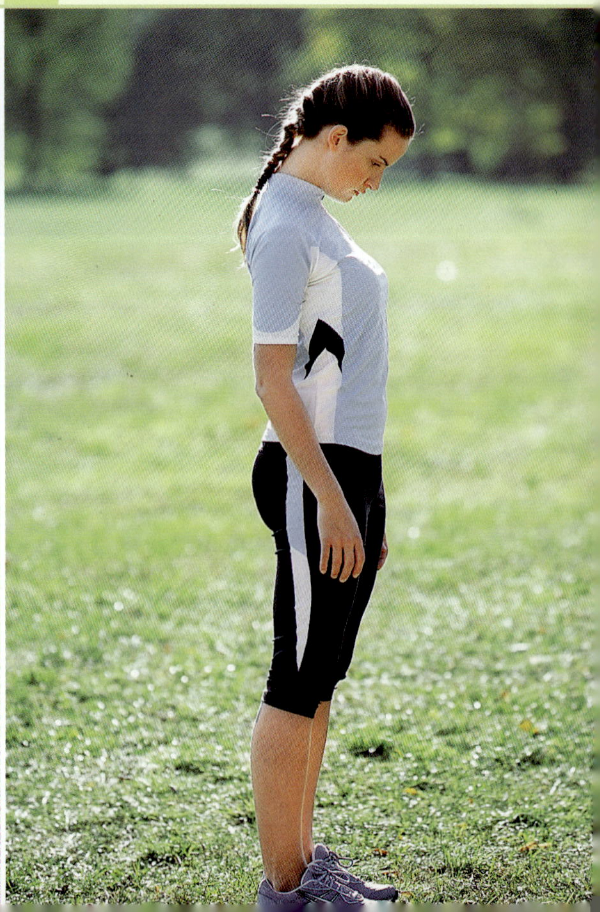

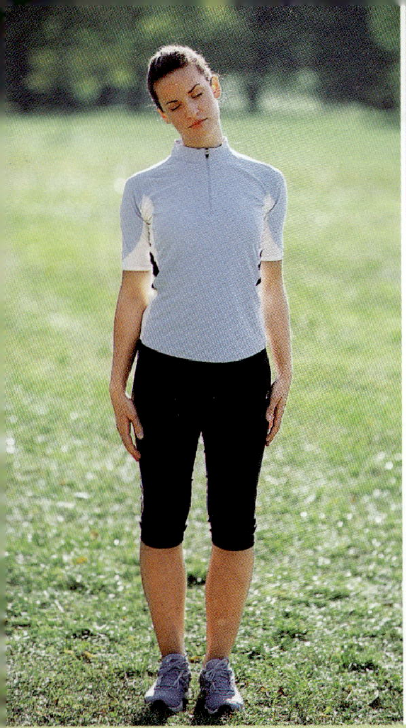

6 2 rep. /15 seg. cada una

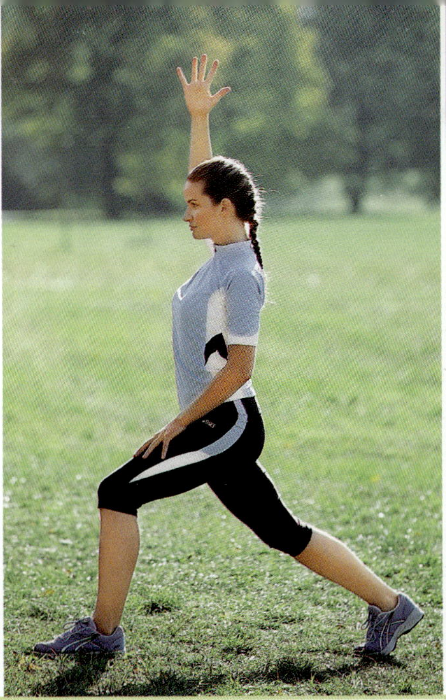

7 2 rep. /15 seg. cada una

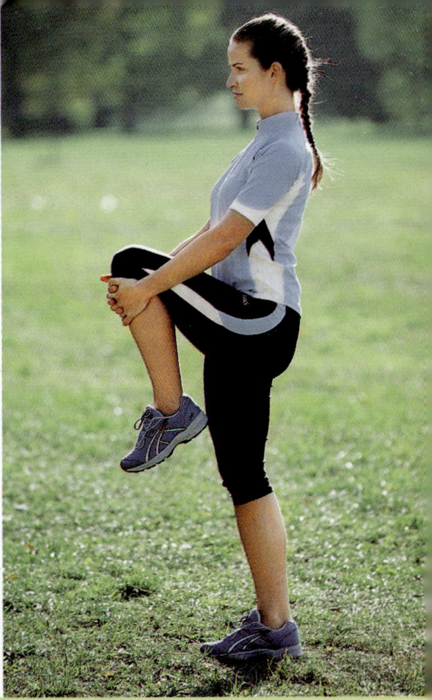

8 2 rep. /15 seg. cada una

Cara lateral de la nuca

- Mantenga su postura de pie e incline la cabeza hacia un lado. 6
- Presione con hombro y brazo del otro lado hacia abajo hasta percibir claramente una tensión en el cuello.
- ¡No se olvide de cambiar de lado!

Flexores de la cadera

- Realice un paso grande hacia delante, con el pie izquierdo.
- Enderece el tronco y apoye la mano izquierda sobre la pierna izquierda.
- Estire su brazo derecho verticalmente hacia arriba, con los dedos separados.
- Contraiga las nalgas. Presione con la cadera derecha hacia abajo y lleve la pierna derecha hacia atrás hasta notar una tensión en la región de la cadera. 7
- ¡No se olvide de cambiar de lado!

Parte inferior de la espalda

- Flexione una pierna y elévela hasta la cadera, por delante de su cuerpo.
- Rodee la rodilla con ambas manos.
- Presione con la rodilla hacia delante contra las manos hasta percibir una tensión en la zona inferior de la espalda. Mire de mantener la espalda bien recta. 8
- Mantenga la cabeza levantada y mire recto hacia delante.
- ¡No se olvide de cambiar de lado!

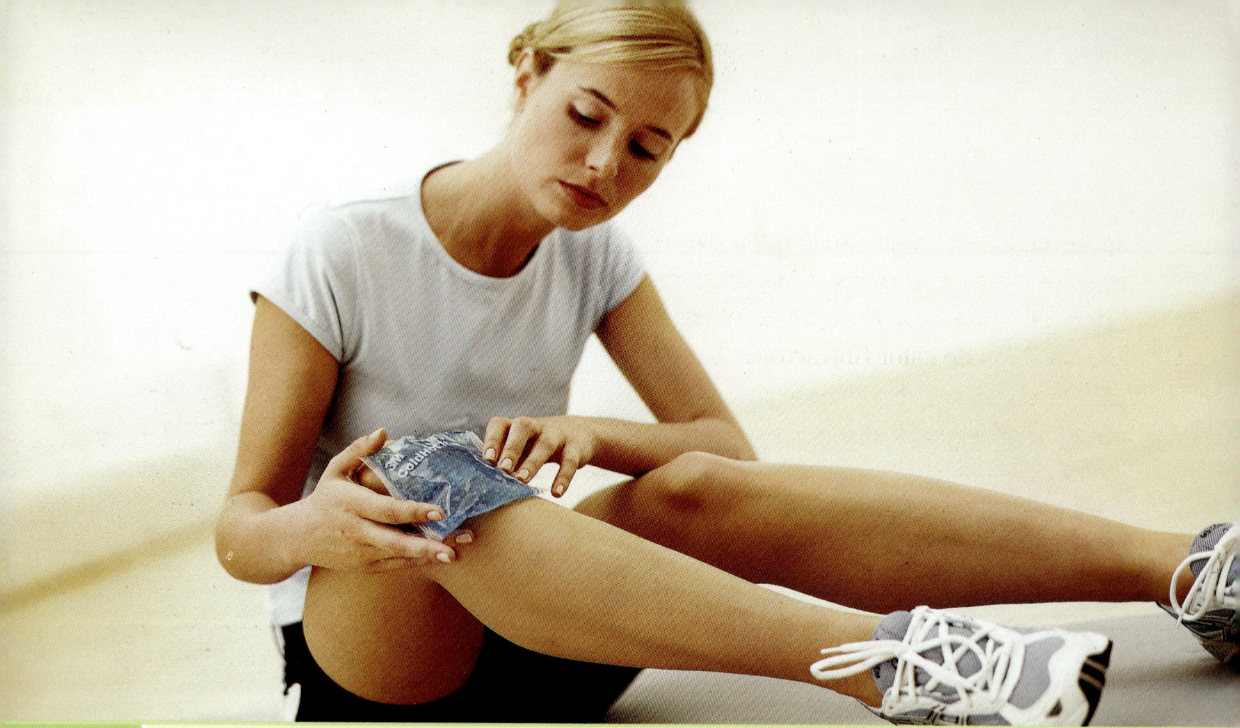

Primeros auxilios en orden alfabético

El caminar, a pesar de presentar poco riesgo en comparación con otros deportes, también puede provocar lesiones típicas del deporte, en determinadas circunstancias. Además pueden aparecer agujetas y dolores articulares cuando haya realizado un sobreesfuerzo o cuando esté aumentando demasiado pronto el volumen de entrenamiento. El cansancio y el abatimiento también indican un sobreesfuerzo. Usted mismo puede prevenir y suavizar la mayor parte de los trastornos.

Muy importante: interrumpa siempre el entrenamiento para evitar movimientos y cargas innecesarios. Vuelva a casa y visite a un médico si los dolores no cesan después de un autotratamiento.

Agujetas

Muchos profanos todavía piensan que las agujetas son provocadas por el ácido láctico acumulado en los músculos. Pero esto no es así. Lo cierto es que las agujetas se deben a pequeñas fisuras de las fibras musculares. Estas microfisuras duelen pero no tienen mayor peligro. Cuando estas lesiones están curadas, al cabo de dos días, también desaparecen los síntomas. No debería masajear los sitios dolorosos. Sólo se recomiendan la presión suave y deslizante y la aplicación de calor (infrarrojos, baños calientes, sauna). No vuelva a caminar antes de la desaparición del dolor.

Las agujetas siempre se deben a entrenamientos intensivos y por ello resultan fácil es de prevenir: adapte el volumen de entrenamiento de caminar a su nivel individual de rendimiento e incremente la intensidad de entrenamiento muy lentamente.

Ampollas

Cuando los zapatos y los calcetines rozan con los pies, pueden aparecer ampollas dolorosas. Por eso es imprescindible llevar un calzado bien ajustado y calcetines especiales para correr.

Para sacar el líquido que se acumula en las ampollas, debe perforarlas con una aguja esterilizada. Aplique un esparadrapo especial para ampollas (se vende en las farmacias). Este esparadrapo también sirve, por cierto, para proteger las zonas sensibles de forma preventiva frente a las ampollas.

Le aconsejamos un remedio popular: aplique unas gotas de aceite etéreo vegetal de lavanda sobre el esparadrapo antes de engancharlo en la ampolla. Con ello puede acelerar los procesos curativos.

Calambres en los gemelos

La musculatura de los gemelos puede sufrir de repente un calambre debido a sobrecargas o falta de líquidos. Remedios inmediatos son los estiramientos (a partir de página 34) y los masajes relajantes. Si tiene tendencia a sufrir calambres en los gemelos debería prevenirlos bebiendo lo suficiente y, si cabe, tomando pastillas de magnesio.

› Las pastillas de magnesio pueden prevenir calambres de los gemelos.

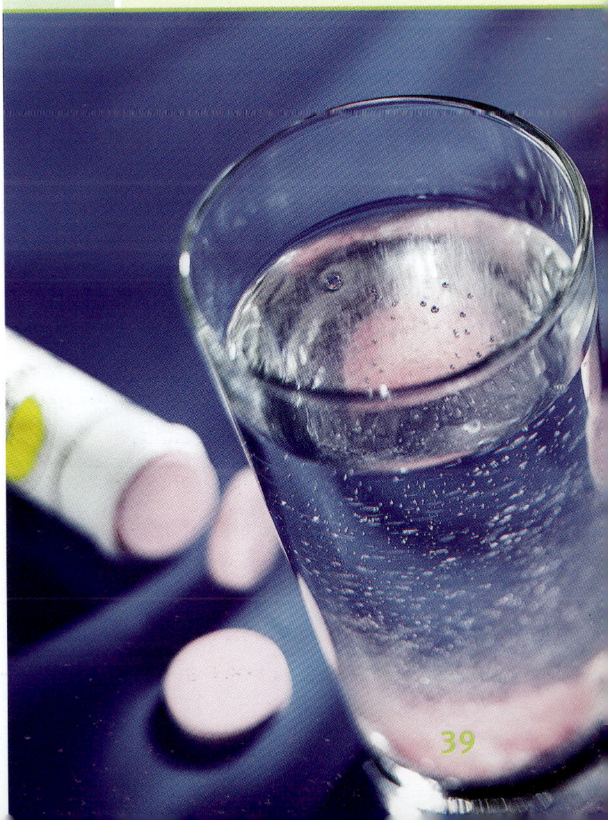

Dolores de pantorrilla

Los principiantes del caminar todavía han de acostumbrar la musculatura de la cara anterior de sus piernas a una carga a la que no está acostumbrada. Con la aplicación de hielo o de una cataplasma fría puede reducir los dolores. Debe reducir siempre el entrenamiento y, desde luego, caminar a menor velocidad para que los músculos puedan crecer lentamente.

Los dolores de pantorrilla también pueden ser causados por una mala posición de la articulación del tobillo. Consulte entonces una tienda especializada acerca del calzado adecuado para el caminar.

SUGERENCIA

CATAPLASMAS DE AGUA SALADA

Si padece a menudo de dolores articulares o contusiones, se recomienda tener a mano unas cataplasmas de agua salda. Para ello se moja un paño en agua muy salada, se escurre y se pone en el congelador. Ventaja: el hielo salado se deshace más lentamente y mantiene entonces el frio durante un tiempo mayor.

También puede estirar la musculatura de la pantorrilla, apoyando la punta del pie sobre el suelo para estirar el pie con cuidado hacia delante.

Dolores en articulaciones y músculos

En caso de dolores agudos, por ejemplo en la rodilla o el tobillo, debe aplicar frío inmediatamente después del entrenamiento mediante una bolsa de hielo envuelta en una toalla.

En caso de dolores crónicos, en cambio, debe usar el calor: por ejemplo, una ducha caliente, luz infrarroja o una almohadilla eléctrica. Si los dolores no cesan o si siempre vuelven, a pesar de controlar el entrenamiento y de tomar medidas preventivas, debería consultar a un médico.

Esguinces, contusiones, contracturas

Los esguinces, las contusiones y las contracturas se reconocen por los siguientes síntomas:

- Dolor.
- Inflamación.
- Postura protectora.
- Enrojecimiento de la piel.

- Limitación de la movilidad.

Si los dolores no cesan, debería consultar a un médico con el fin de descartar fracturas o fisuras tendinosas.

Primeros auxilios

De todas maneras, debe inmovilizar la pierna afectada y poner un vendaje compresivo. En caso de lesiones cerradas, aplique frío mediante cubitos o cataplasmas frías. Para evitar un choque de frío debe cubrir la piel con una pieza de ropa o envolver los cubitos en una toalla o una manopla. Pruebe también con una cataplasma de árnica: mezcle un cuarto de litro de agua con una cucharada de esencia de árnica y moje la toalla con ello. También puede dar fricciones con crema de árnica en la zona dos veces al día.

Flato

El flato aparece cuando se respira con excesiva fuerza o de forma irregular. Parece ser que las causas se han de buscar en la irrigación insuficiente del diafragma. En esta situación debe ir parando paulatinamente y efectuar un ejercicio respiratorio compensativo del Qi Gong, por ejemplo el ejercicio de «vuelta a la calma» (página 107).

Con la espiración profunda, se elimina el dióxido de carbono por completo del cuerpo. De esta manera se puede aportar mayor cantidad de oxígeno a la sangre que lo lleva a los músculos para compensar su déficit de oxígeno.

Heridas

Las hemorragias y las heridas, por ejemplo después de una caída, siempre están acompañadas de daños de la piel y dolor. Además pueden quedar restos de suciedad y cuerpos extraños como piedrecitas, astillas de madera o cristales en la herida, con lo que aumenta el peligro de infección.

¿Qué hay que hacer?

Ante la presencia de sangre, muchas personas empiezan a marearse. Para evi-

SUGERENCIA

BOTIQUÍN PARA CAMINANTES

En previsión de posibles contratiempos puede preparar un pequeño botiquín que cabe fácilmente en una riñonera. Allí han de ir:

- Almohadilla refrigeradora que se activa doblándola (de la farmacia).
- Compresa estéril.
- Vendaje.
- Venda de gasa.
- Esparadrapo y tiritas.

tar un choque, debe sentarse o tumbarse y respirar profundamente por el vientre. Ponga el segmento del cuerpo afectado en alto con el fin de parar la hemorragia. Si la herida sigue sangrando o vuelve a sangrar al llegar a casa, debe cubrirla con una gasa estéril e interrumpir la hemorragia con un vendaje compresivo.

Si la hemorragia no para y si hay cuerpos extraños en la herida debe acudir a un médico. Si cabe, también debe realizar una revacunación antitetánica.

Para prevenir varios trastornos debe beber suficientemente.

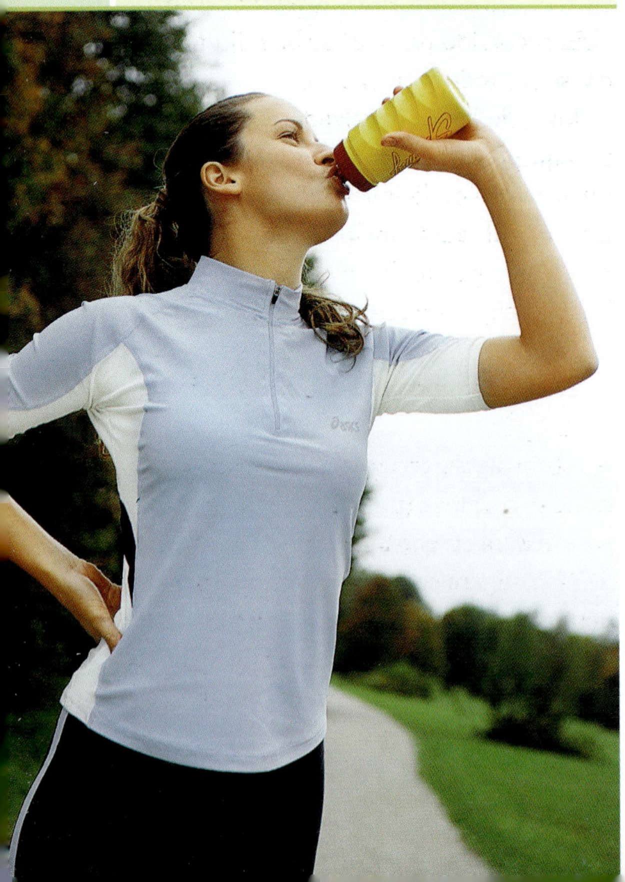

Tirantez en las piernas

Si siente tirantez en las piernas después de caminar, las causas pueden ser un exceso de entrenamiento o falta de beber líquido. Es decir que no debe aumentar demasiado rápidamente el volumen de entrenamiento y que se ha de beber lo suficiente, antes, durante y después del entrenamiento, sobre todo agua mineral y combinados con zumo. De ninguna manera olvide estirar la musculatura ampliamente, después de la sesión de caminar. Con ello también previene los dolores desagradables en las piernas. Los mejores ejercicios para los estiramientos los encontrará a partir de la página 34.

Trastornos cardiovasculares

Las causas frecuentes de problemas cardiovasculares después de caminar son una velocidad excesiva y la falta de ingestión de líquidos. Por ello debe controlar su frecuencia cardiaca y beber medio litro de agua mineral o agua mezclada con zumo de manzana antes de caminar.

En caso de largos trayectos de caminar o ante temperaturas elevadas, se recomienda además beber líquidos durante la caminata. Beba unos 800 mililitros de líquido no demasiado frío y a pequeños tragos cada hora. Pare ello, puede llevar una botella de plástico en una riñonera o ponerse una pequeña mochila de bebida que permite la ingestión de líquido mediante un tubo.

Esta es la manera de identificar un trastorno cardiovascular

Los primeros síntomas de un trastorno cardiovascular son:

- Piel pálida y fría o enrojecida y caliente.
- Pulso rápido o incluso acelerado.
- Náuseas.
- Mareo, desasosiego.
- Pérdidas de la conciencia.
- Sudor frío.
- Tener frío.

No dude en hacer caso de estos síntomas, puesto que una alteración de las funciones vitales puede tener graves consecuencias para la salud debido a la falta de oxígeno que se produce.

Esto ayudará

Cuando aparecen los primeros síntomas de un trastorno cardiovascular, debe reducir inmediatamente la velocidad hasta pararse por completo. Si las condiciones meteorológicas lo permiten, túmbese en el suelo y ponga las piernas en alto. Afloje la ropa y abaníquese en caso de tener la piel ardiendo. Mójese con agua si es posible.

Procure mantener el calor en caso de temblores de frío, pero sin aplicar calor externo mediante una almohadilla eléctrica: sino que debe emplear ropa caliente y mantas.

¡Hay que prevenir!

El primer auxilio más importante es la prevención. Procure por eso prevenir las complicaciones previsibles, dentro de lo posible:

- Camine por caminos suficientemente anchos y de pocas irregularidades. Evite senderos estrechos del bosque con muchas raíces salidas (caídas por tropezar).
- El recorrido ha de estar bien iluminado, sobre todo en invierno.
- Mire de llevar el calzado adecuado y un equipo funcional. Evite los entrenamientos en condiciones climáticas extremas como calor, hielo o fuerte lluvia. Estos días puede dedicar a entrenar sobre una cinta rodante, por ejemplo, en el gimnasio.
- Considere el control de riesgos de la página 17.
- Controle su frecuencia cardiaca durante el caminar (página 62) y adapte la velocidad a su capacidad de rendimiento. No exagere con el entrenamiento. No debe caminar ni con demasiada frecuencia ni con velocidad excesiva y dele a su cuerpo suficientes fases de recuperación.

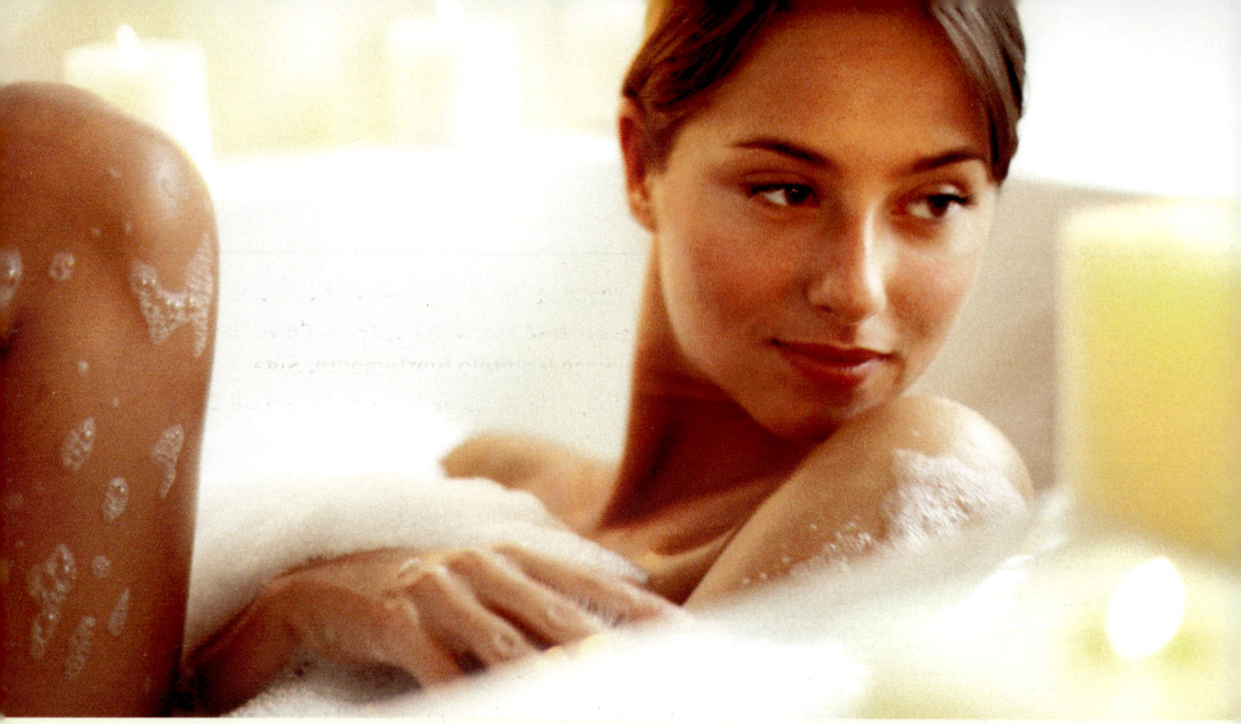

CUIDADOS RELAJANTES

Sudará mucho aunque no esté haciendo sobreesfuerzos y aun caminando con la frecuencia cardiaca óptima. Por eso debería relajarse y cuidarse después del caminar.

DUCHA REVITALIZANTE O BAÑO AGRADABLE

Espere siempre un cuarto de hora antes de tomar una ducha o de bañarse. Porque el cuerpo sigue sudando durante este tiempo. En caso contrario, puede ocurrir que vuelva a estar sudado después de la ducha refrescante. Además debe mirar que la temperatura del agua sea la adecuada, alrededor de los 36°C. La piel se seca pronto con el agua demasiado caliente. La ducha resulta aún más refrescante si utiliza un gel con aceites etéreos estimulantes como yerba limón, menta o romero. Un verdadero placer después del esfuerzo: deje fluir el agua caliente durante unos minutos por la columna vertebral. O tómese un baño relajante.

FRESCOR ROTUNDO

Un talco corporal refrescante le dejará una sensación agradable en la piel, durante todo el día, después de una ducha o un baño. Llene un dispersor para espolvorear el talco o aplíquelo en forma de pasta de talco.

Talco corporal de menta

Llene un recipiente de cristal con tapón de rosca con una taza de almidón de arroz. Disuelva 15 gotas de aceite etéreo de menta con una cucharita de vodka y mézclelo con el almidón de arroz. Cierre el vaso y agítelo fuertemente. Siga agitándolo mientras se vaya secando el talco, para evitar la formación de bolitas. Páselo por un tamiz fino a otro recipiente.

PIES Y PIERNAS

Las lociones y baños de pies refrescantes ayudan cuando sentimos pesadez en las piernas y calor en los pies después de caminar.

Baño para pies sudados

Vierta 250 mililitros de agua hervida sobre dos bolsitas de infusión de salvia. Déjelo reposar durante diez minutos y páselo después a una pequeña palangana de agua tibia. Bañe sus pies durante diez minutos.

Remedio contra pesadez en pies y piernas

Añada entre dos y tres gotas de aceite etéreo de menta y esencia de mentol a 30 mililitros de leche entera fría. Mézclelo bien y friccione los pies con ello.

MASAJES CON AROMAS

Los masajes suaves y las fricciones con aceites etéreos van bien para los casos de contracturas y agujetas. Los aceites aromáticos no sólo estimulan los sentidos sino que también tienen un efecto fisiológico. Para componer un aceite para masajes, se requieren 100 mililitros de aceite de jojoba y aceites etéreos naturales (de la farmacia o de la tienda ecologista).

Contra dolores en músculos y tendones

Añada a 100 mililitros de aceite de jojoba 20 gotas de aceite etéreo de eucalipto, *leptospermum* y de claveles.

Contra contusiones

Añada a 100 mililitros de aceite de jojoba 20 gotas de aceite etéreo de lavanda y de árnica.

Consejos básicos para los masajes

- Masajee siempre en dirección hacia el corazón, es decir de abajo hacia arriba.
- Pase la mano por las piernas con movimientos amplios. Pase a una cierta distancia de las articulaciones.
- Ajuste la fuerza del masaje para que resulte agradable.

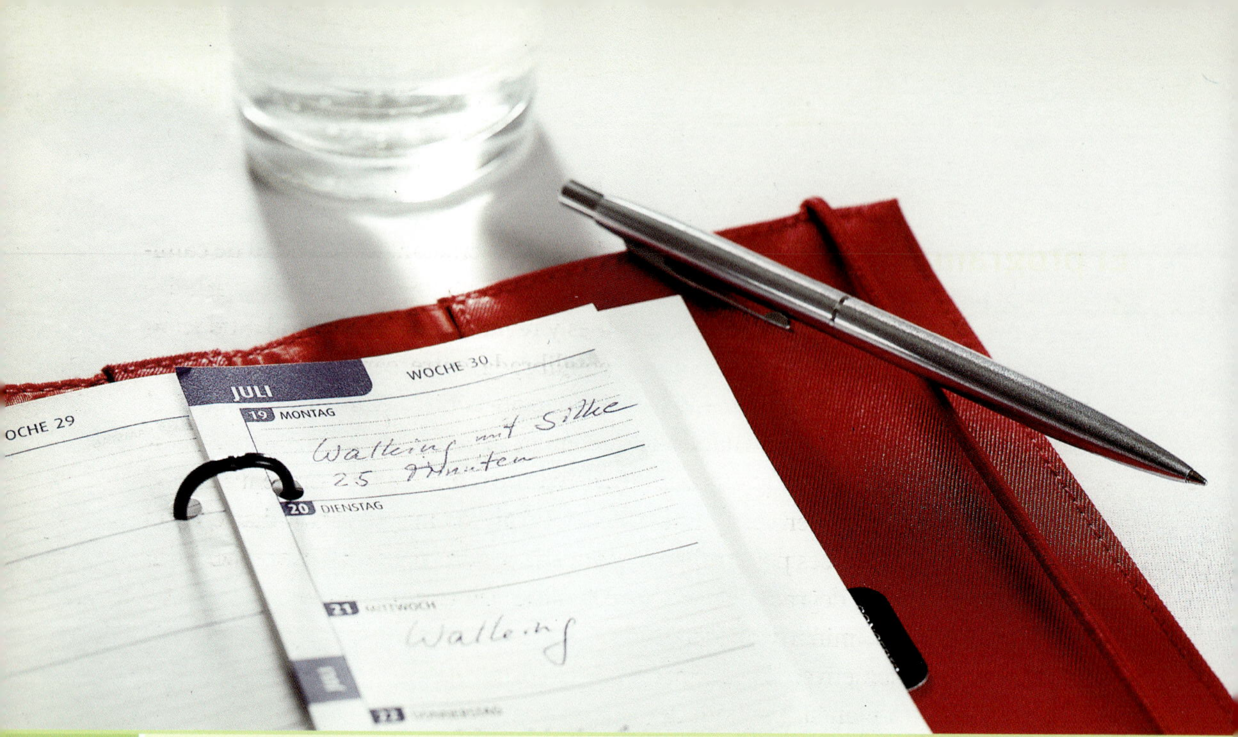

Programa de entrenamiento para caminar

A la hora de caminar son importantes el tiempo y la frecuencia de las sesiones igual que la intensidad de entrenamiento. Porque el efecto positivo para la salud sólo se produce si se camina de forma regular y durante un tiempo suficiente, puesto que nuestros músculos no disponen de memoria. De manera que debería entrenar regularmente si quiere conseguir una mejor condición física con el caminar o si quiere reducir grasas. Pero cuidado: ¡no se exceda, a pesar de tener una motivación muy elevada en las primeras semanas! Vaya adaptando el tiempo de entrenamiento lentamente a su nivel de *fitness*. Porque el incremento progresivo del entrenamiento garantiza una mayor estabilidad del rendimiento que una subida repentina.

No se olvide de conceder a su cuerpo el reposo suficiente entre las sesiones de entrenamiento. Sólo entonces se podrá recuperar y dar pie a las adaptaciones favorables para la salud.

El programa de entrenamiento

Si lleva años sin practicar deporte o actividad física puede que con una sesión de caminar por semana ya obtenga efectos positivos para su bienestar. Pero lo óptimo sería caminar dos o tres veces por semana para fomentar su salud o degradar las grasas. Puede empezar a caminar y obedecer a sus percepciones subjetivas. Pero también puede seguir un plan sistemático de entrenamiento con el fin de evitar tanto los esfuerzos excesivos como los demasiado escasos. Pero la primera norma siempre es la misma: ¡no se precipite! En la primera semana puede caminar dos días durante unos 30 minutos cada vez. Una vez que su cuerpo se haya habituado un poco al esfuerzo, puede aumentar la cantidad de entrenamientos, por ejemplo, a tres o cuatro sesiones de caminar por semana, que puede ser de hasta una hora cada una. En la página 50 verá un posible plan de entrenamiento concreto.

Prever los tiempos de recuperación

Después de una hora de caminar sentirá normalmente un cansancio agradable y su capacidad de rendimiento será menor que antes de caminar. Para poder compensar el cansancio y volver a rendir por completo, el cuerpo necesita un tiempo de recuperación. La actividad de caminar sólo puede tener sus efectos agradables y revitalizantes si existe una relación equilibrada entre carga y recuperación. Porque durante la fase de regeneración, el cuerpo prepara reservas energéticas adicionales, como medida preventiva, que permitirán un mayor rendimiento en el entrenamiento siguiente. Consecuencia: la resistencia va aumentando.

¡Sin pasarse!

Tanto los principiantes como aquellos que vuelven a caminar después de haberlo dejado notarán en poco tiempo una mejora de su capacidad física. Pero cuidado: tanto el sistema cardiovascular como los nervios y los músculos se adaptan rápidamente a las exigencias del caminar, mucho más que los tendones, ligamentos, huesos y cartílagos. Éstos necesitan un mayor tiempo de desarrollo para poder

IMPORTANTE !

VELOCIDAD Y DURACIÓN DE ENTRENAMIENTO

La intensidad del entrenamiento (velocidad) y su duración (longitud del recorrido) tienen una relación inversamente proporcional entre sí. Es decir, con una mayor distancia para recorrer, se ha de reducir la velocidad. Y con un recorrido menor, se ha de ir a mayor velocidad.

afrontar una carga no habitual como el caminar.

Para bajar el riesgo de lesiones podemos establecer la siguiente norma para los caminantes: empiece con moderación y no exija demasiado a su cuerpo. Vaya aumentando la cantidad de trabajo de forma continuada en una segunda fase. No debe reducir el entrenamiento después de conseguir su meta en cuanto a distancia, velocidad y frecuencia de entrenamiento. Más bien debe intentar mantener estos valores durante un tiempo prolongado.

Tenga en cuenta sus límites

Las sobrecargas son casi imposibles si va entrenando de acuerdo con su edad, su nivel de fitness y si establece fases de recuperación suficientes. Pero si aun así llega a exigir demasiado a su cuerpo, éste emitirá claras señales que debe respetar sin falta.

Muy importante: no se compare con otras personas ni se acoja a metas irreales; debe crear su propio programa de caminar. Escuche su voz interna para ello. Sabe mucho mejor lo que necesita su cuerpo. Molestias articulares, el corazón yendo a cien o agujetas, por ejemplo, son claros indicios de una sobrecarga. Deberá entonces reducir inmediatamente la velocidad y reducir claramente el entrenamiento.

Dolores

Los dolores que aparezcan durante o después del caminar pueden ser un claro signo de sobrecarga. Pare con el entrenamiento cuando le duelan las articulaciones o los músculos. Usted mismo puede tratar bien los dolores agudos o distensiones (a partir de página 39). Pero si los dolores no cesan después de cierto tiempo deberá consultar a un médico.

Cese de dolores articulares

El cese de dolores en las articulaciones durante la sesión de caminar indica que se mueve demasiado poco en el día a día. Este efecto se puede considerar positivo pero debe ir observando los dolores y consultar a un médico si hiciera falta.

Constipados

En caso de constipado, fiebre o inflamaciones agudas siempre debe prescindir del caminar. A pesar de que estas enfermedades infecciosas no suelen presentar complicaciones, un esfuerzo físico puede provocar un empeoramiento que puede llegar hasta pulmonías e inflamaciones coronarias.

Agotamiento y cansancio

Si se siente abatido y cansado, la causa puede ser una intensidad excesiva del entrenamiento. Si no ha dejado una pausa suficiente de recuperación entre dos sesiones de entrenamiento, puede producirse una bajada de rendimiento que se manifiesta en desgana y agotamiento. ¡Interrumpa su entrenamiento para reunir nuevas fuerzas!

Programa de entrenamiento para iniciarse

El programa de entrenamiento de la página 50 está especialmente adaptado a la capacidad de rendimiento de iniciación y nuevo comienzo con el entrenamiento. Corresponde a personas que hayan obtenido el resultado D en la prueba de resistencia de la página 23. Progresará rápidamente si cumple con el programa en cuanto al número de sesiones de caminar, el tiempo de entrenamiento y la frecuencia cardiaca.

La frecuencia cardiaca marcada tiene en cuenta que su nivel de rendimiento todavía se encuentra por debajo del nivel normal, y que primero tiene que adaptarse a cargas superiores.

1ª a 4ª semana

Para adaptar su sistema cardiovascular suavemente a un mayor esfuerzo, debe caminar, durante las primeras cuatro semanas, al 60% de sus pulsaciones máximas (vea la tabla de esta página).

Con dos sesiones de entrenamiento por semana, de 15 a 30 minutos cada una, evitará una sobrecarga, protegiendo sus tendones y ligamentos para no perder en seguida las ganas de salir a caminar. Sobre todo al principio debe emplear una técnica correcta de caminar con el fin de obtener un efecto óptimo del entrenamiento.

INFORMACIÓN

FRECUENCIA CARDIACA DE ENTRENAMIENTO PARA PERSONAS ENTRE 20 Y 60 AÑOS

	Pulsaciones máximas	Pulsaciones de entrenamiento		
Edad	**100%**	**80%**	**75%**	**60%**
20	200	160	150	120
25	195	156	146	117
30	190	152	143	114
35	185	148	139	111
40	180	144	135	108
45	175	140	131	105
50	170	136	128	102
55	165	132	124	99
60	160	128	120	96

5ª a 8ª semana

Sus pulsaciones no han de superar el 60%, tampoco durante las siguientes cuatro semanas. El rendimiento alcanzado durante las primeras cuatro semanas quedará estable durante este tiempo. En cambio, puede aumentar la cantidad y el tiempo de las sesiones de caminar: dos a tres caminatas por semana de 30-45 minutos deberían ser factibles en esta fase.

9ª a 12ª semana

Aumente la frecuencia cardiaca al 75% de las pulsaciones máximas, a partir de la 9ª semana. La relación entre la captación y el gasto de oxígeno es óptima en estas condiciones y casi se excluye el peligro de sobreesfuerzo. Camine entre tres y cuatro veces por semana durante unos 45-60 minutos cada vez.

A partir de la semana 13ª

Después de doce semanas de entrenamiento debería volver a realizar un chequeo de su resistencia (a partir de la página 20). Con toda seguridad, verá en los resultados que su nivel de rendimiento se ha mejorado: será capaz de caminar a mayor velocidad y se sentirá menos cansado que al principio del entrenamiento. Posiblemente podrá continuar con el siguiente programa para avanzados.

Plan de entrenamiento para avanzados

Si ha alcanzado como nivel de *fitness* el B o el C (página 23), puede empezar inmediatamente con el programa para avanzados. Pero cuidado: aunque se sienta muy motivado, respete los datos indi-

INFORMACIÓN

PROGRAMA DE ENTRENAMIENTO PARA EMPEZAR Y REINICIARSE

Semana	1-4	5-8	9-12
Frecuencia cardiaca óptima (% de las pulsaciones máximas)	60 %	60 %	60-75 %
Tiempo de entrenamiento por sesión (en minutos)	15-30	30-45	45-60
Sesiones por semana	2	2-3	3-4

cados en cuanto a tiempo y número de sesiones y la frecuencia cardiaca.

1ª a 4ª semana

Usted ya dispone de la resistencia suficiente para poder salir a caminar dos o tres veces por semana, desde el principio. Empiece con una velocidad moderada al 60% de las pulsaciones máximas. La frecuencia cardiaca debería llegar al 75% a finales de la tercera semana, como muy tarde.

Es suficiente empezar caminando durante 20 minutos. Vaya entonces aumentando el tiempo hasta los 45 minutos en cuatro semanas.

5ª a 8ª semana

En esta fase debe incrementar el tiempo y la frecuencia de entrenamientos: camine tres o cuatro veces por semana durante 30 a 45 minutos, cada vez. La frecuencia cardiaca debería mantenerse en el 75%.

9ª a 12ª semana

Durante las semanas 9ª a 12ª, vuelva a entrenar al 75% de las pulsaciones. Vuelva a aumentar entonces el volumen del entrenamiento: pase primero a 45-60 minutos por sesión de caminar y después pase a un total de tres a cinco sesiones por semana.

A partir de la semana 13ª

Pasadas las doce semanas, compruebe de nuevo su resistencia (página 20). Probablemente ya estará ubicado en el tipo A. Esto no significa que no pueda seguir caminando como hasta el momento. Sin embargo, también podría probar entonces el *Power Walking* o el *Nordic Walking* o bien un entrenamiento suave de correr (a partir de la página 73).

FRECUENCIA CARDIACA ÓPTIMA (% DE LAS PULSACIONES MÁXIMAS)

Semana	1-4	5-8	9-12
Frecuencia cardiaca óptima (% de las pulsaciones máximas)	60–75%	75%	75%
Tiempo de entrenamiento por sesión (en minutos)	20-45	30-45	45-60
Sesiones por semana	2-3	3-4	3-5

Entrenamiento bajo cubierto, sobre la cinta rodante

Caminar sobre una cinta rodante en el gimnasio es una buena alternativa cuando el tiempo no nos acompaña, cuando no le apetece ir solo a caminar o cuando le molesta caminar en la oscuridad. La diferencia consiste en caminar sobre una superficie en movimiento en lugar de recorrer una distancia. Su velocidad depende entonces de la que usted programa en el dispositivo electrónico del aparato. Pero en cualquier momento del entrenamiento la podrá cambiar apretando un botón, por si le resultara demasiado rápido o lento.

Postura corporal y movimiento

Las pautas de entrenamiento corresponden a las del caminar al aire libre. Sólo ha de averiguar la velocidad adecuada para trabajar con una frecuencia cardia-

Independientemente de las condiciones meteorológicas, podrá caminar sobre la cinta rodante del gimnasio «sin mojarse».

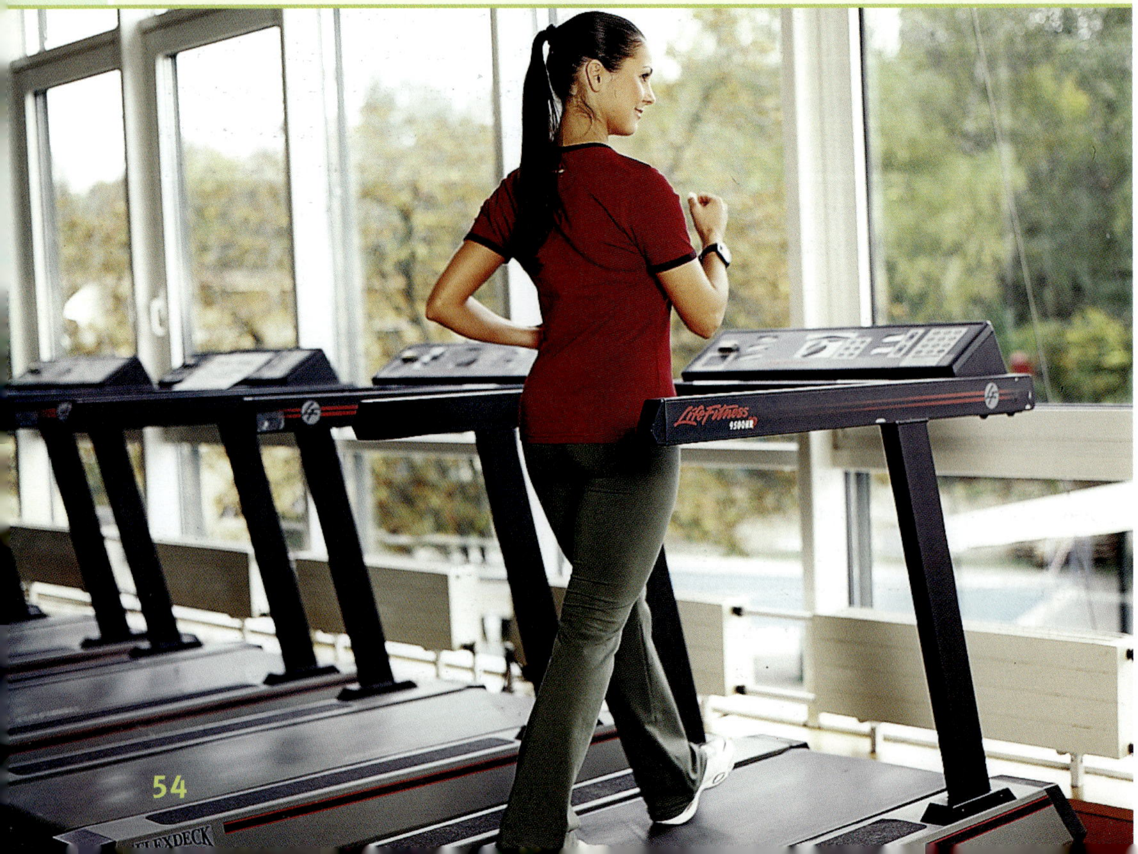

ca óptima. Mueva sus brazos de la misma manera que caminando en la naturaleza. Lo mismo ocurre con la respiración. Pero no se impulse fuertemente con los pies por estar sobre una superficie inestable. Camine con suavidad y de forma relajada para no perder su ritmo. Mire de llevar buen calzado para amortiguar el peso sobre una superficie relativamente dura.

El equipamiento técnico

Para caminar sobre la cinta rodante no necesita pulsímetro, puesto que el aparato incorpora una cinta pectoral que envía la señal al monitor. Allí también se pueden observar el tiempo y la velocidad de entrenamiento así como la inclinación de la subida ficticia y el gasto de calorías.

Ventajas para el entrenamiento

El entrenamiento sobre cinta rodante es ideal para todas las personas que han de seguir un entrenamiento ligado a su ECG, puesto que siempre en un gimnasio bueno habrá un entrenador para supervisar la actividad. La cinta rodante también resulta óptima para el *Power Walking* o para competidores, ya que el tiempo, la distancia y la velocidad se pueden ajustar al máximo. Caminado sobre la cinta rodante puede mantener perfectamente una conversación con un compañero de entrenamiento. Muchos gimnasios disponen además de música y televisión para distraerse.

La prueba de caminar sobre cinta rodante

Si nunca ha caminado sobre la cinta rodante, tómese su tiempo para familiarizarse con sus particularidades. Una vez que esté en forma y ya capaz de caminar durante 15 a 20 minutos a una velocidad de seis a ocho kilómetros por hora, podrá realizar la prueba de dos kilómetros de caminar sobre cinta rodante. Introduzca los datos en el aparato y realice el recorrido a la mayor velocidad posible. Vaya registrando el tiempo y la frecuencia cardiaca.

Valore sus resultados como en el control de la resistencia de la página 20. Si pertenece al tipo A, podrá exigirse aún más en los entrenamientos, variando el grado de la pendiente y subiendo cuesta arriba. Si es del tipo E debe consultar a un entrenador de *fitness* para que le prepare un programa de caminar sobre cinta rodante para principiantes.

¡ATENCIÓN: PELIGRO DE TROPIEZO!

IMPORTANTE !

La superficie en movimiento puede constituir un peligro de lesión para personas inexpertas en caminar sobre cinta rodante. La mejor prevención de tropiezos, pasos en falso y caídas consiste en escoger la velocidad adecuada y concentrarse en la práctica.

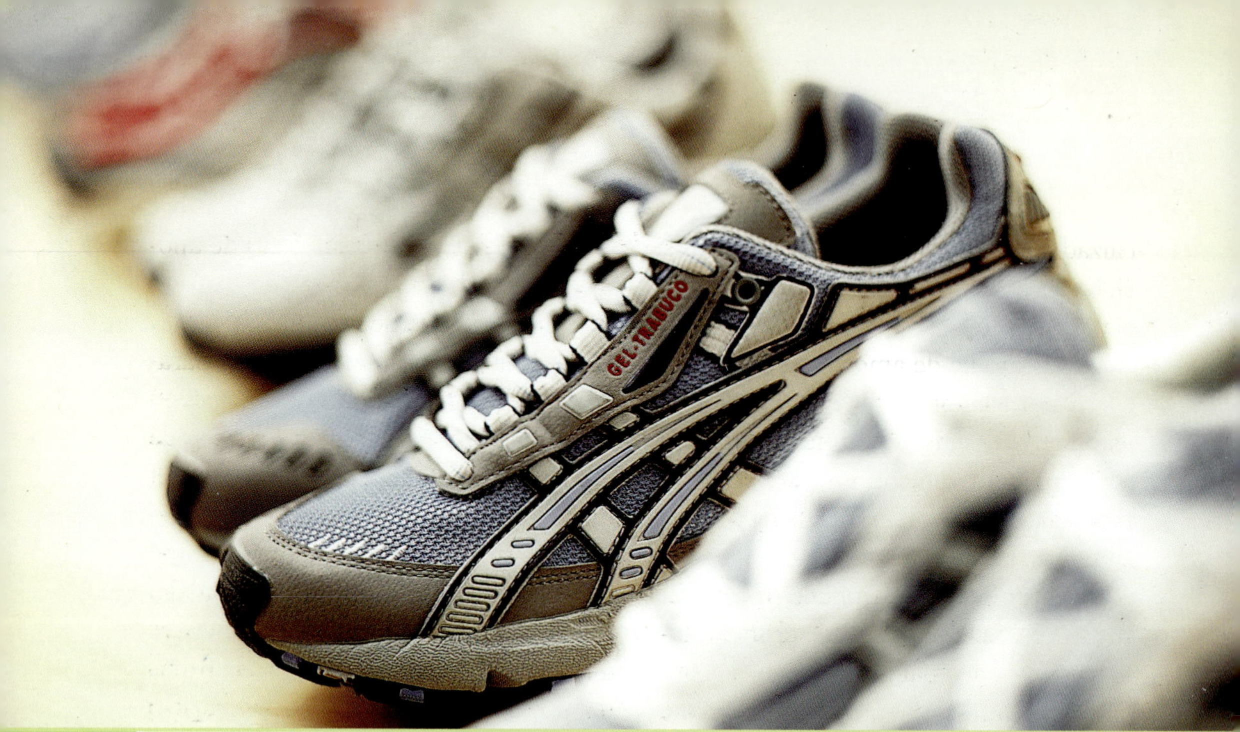

¿Qué equipamiento se ha de comprar?

Un buen calzado es lo más importante para caminar. Por lo demás, el caminar es un deporte que no requiere un equipamiento caro. Con el calzado correcto y una vestimenta funcional podrá empezar ya a caminar. Pero existe ropa especial y algunos accesorios que hacen que el caminar le resulte más cómodo y fácil o que sencillamente le provocan nuevos estímulos y variedad. Pero en cuanto al calzado, no debería hacer concesiones. Es la base de cualquier buen equipamiento para caminar, puesto que ayuda a evitar posibles daños en ligamentos y articulaciones. Un zapato de caminar de calidad es desarrollado por el fabricante en base a un análisis preciso de los movimientos y esquemas motrices de pierna, tobillo y pie con el fin de dar estabilidad y una amortiguación óptima.

Calzado a medida

Los zapatos modernos para caminar y para *jogging* son ligeros a pesar de su estructura compleja. Aseguran que los patrones de movimientos del pie, con sus 26 huesos y 40 articulaciones, tengan la mayor naturalidad posible. Porque un buen calzado no debe limitar los movimientos sino que debe cooperar en cada fase con el pie.

El zapato ha de amortiguar el pie en el sitio preciso y en suficiente medida, así como estabilizarlo y guiarlo. Es la única manera de conseguir un máximo rendimiento y de reducir el peligro de lesiones. Una suela asimétrica, por ejemplo, con un perfil ligeramente inclinado para el primer contacto con el suelo, facilitará el apoyo paulatino y suave sobre el suelo. Muescas laterales en la parte delantera dividen la suela en diferentes zonas funcionales y guían el pie a lo largo de una secuencia motriz lo más natural posible. Los modernos sistemas de amortiguación mediante geles a la altura de talón y pulpejo compensan y distribuyen las fuerzas que sufren las articulaciones durante las fases de apoyo y de impulsión.

La cara interna de la suela refuerza la bóveda del pie durante las fases de parado y favorece una posición óptima para el impulso ulterior. A la vez se consigue de esta manera la conservación en alto del centro de gravedad corporal ante un giro extremo del pie interno (sobrepronación), durante el apoyo del pie. Con ello se ahorra la energía necesaria para volver a levantar el pie después. La suela externa, por su parte, es de un perfil rugoso para evitar el peligro de deslizamiento.

La compra de calzado

A la hora de seleccionar un zapato para caminar debería vigilar que se adapte a la forma y la posición concretas

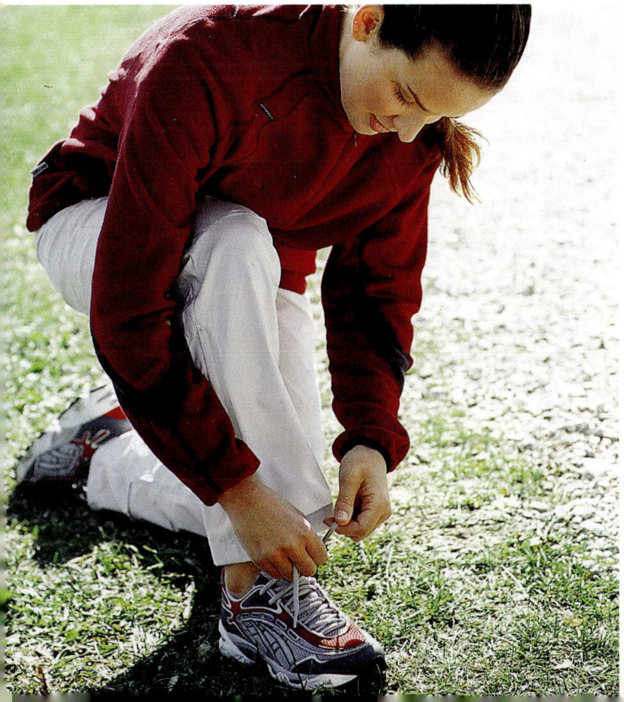

¿CALZADO PARA CAMINAR O PARA CORRER?

Para el *Power Walking*, el caminar sobre superficie dura y también para personas con sobrepeso se recomienda calzado para correr ligero y bien amortiguado. De no ser así, debería utilizar zapatos específicos para caminar. Éstos son más amplios en la parte delantera del pie, puesto que los dedos se van separando más cuando se está caminando que cuando se está corriendo. Además disponen de un talón inclinado y de una zona media que favorece óptimamente el apoyo del pie sobre el suelo.

INFORMACIÓN

algodón, no acumula la humedad y la expulsa rápidamente, tanto si proviene de la lluvia como del sudor. La ropa idónea protege contra el viento y, a su vez, conduce el exceso del calor corporal hacia el exterior. Una vestimenta funcional para correr actúa entonces como regulador del calor: evita el frío provocado por la evaporación y la piel se mantiene seca y conserva un calor agradable.

Equipamiento básico

Si sólo está comenzando a caminar puede equiparse poco a poco con la ropa adecuada. Al principio es suficiente llevar ropa cómoda y ligera. De ninguna manera debe abrigarse demasiado, porque la ropa gruesa provoca una acumulación de calor y, de esta manera, una bajada del rendimiento en picado. Es mejor, siguiendo el llamado principio de la cebolla, llevar varias capas de ropa para poderla quitar una por una. Debe mirar que todos los materiales sean transpirables.

SUGERENCIA

VESTIMENTA PARA CAMINAR

- Cuando vaya a comprarse ropa para caminar, necesitará lo siguiente: ropa interior, camisetas y pantalones de fibra sintética funcional, ropa para la lluvia que sea transpirable e impermeable, gorro (con visera), cinta para la frente y guantes.
- Siempre debe ponerse algo menos de ropa que la necesaria para la temperatura con el fin de evitar la acumulación de calor.
- Lleve la ropa en varias capas siguiendo el principio de la cebolla.

Equipo especial para mujeres

La cuestión de si se ha de llevar pantalones estrechos o anchos para salir a caminar depende de sus muslos. Si al andar nota que los muslos rozan entre sí, será mejor llevar pantalones estrechos que anchos para que la piel sensible no sufra por el roce.

En concreto las mujeres han de tener en cuenta lo siguiente: independientemente del tamaño de sus senos, deberían llevar unos sujetadores especiales para deporte. Darán soporte a sus pechos y protegerán el tejido sensible de las vibraciones. En caso de senos pequeños o medianos suele bastar con un modelo sin copa. Las mujeres con pechos más grandes deberían escoger un modelo con copa.

Las siguientes consideraciones son importantes a la hora de escoger un sujetador:

- La banda elástica del contorno del sujetador no debe ser excesivamente holgada con el fin de estar bien ajustada sobre el torso sin apretarlo. Además no debe rozar. Para comprobar un buen ajuste, estire los brazos hacia arriba y corra sin avanzar. Si el sujetador se mueve o si resulta incómodo no será el más indicado.

- No debe haber botones, cremalleras o ganchos que estén en contacto con la piel. Mire que tenga la elasticidad suficiente y que sea transpirable.

El mal tiempo no existe

Si excluimos condiciones meteorológicas extremas, como por ejemplo el hielo sobre la calzada, usted podrá protegerse ante el frío y la lluvia llevando la vestimenta adecuada para caminar. Cuando haga un día gris y húmedo, lleve una chaqueta impermeable que además le proteja del viento, pero que transpire a la vez. Una capucha, una cinta para la frente o una gorra evitan pérdidas excesivas del calor, ya que sabemos que dos terceras partes del calor corporal se pierden a través de la cabeza.

Para prevenir el frío en sus manos, debe llevar guantes finos que paren el viento. Con mal tiempo, niebla u oscuridad debe procurar llevar una chaqueta reflectante o unas tiras fluorescentes para ir más seguro.

Calcetines

Si le salen ampollas, mire en primer lugar si sus zapatillas no son demasiado pequeñas. Si éste no es el caso, pruebe con calcetines específicos para correr. Éstos no llevan costuras y rozarán menos. También son transpirables y conducen la humedad rápidamente al exterior, igual que el resto de ropa funcional.

La ropa funcional y transpirable conservará el calor también en invierno.

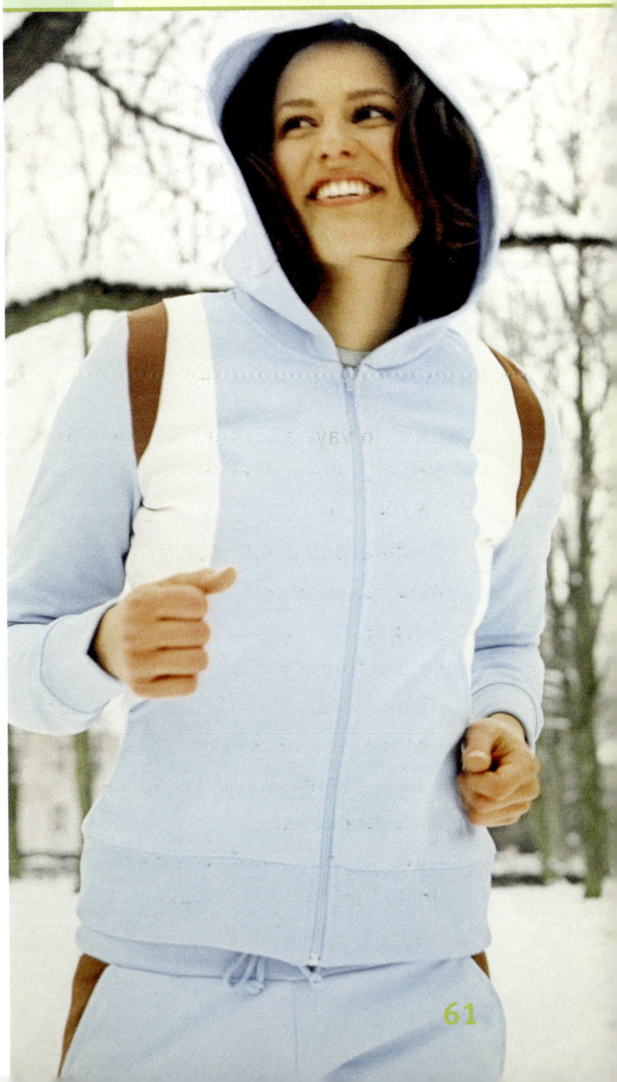

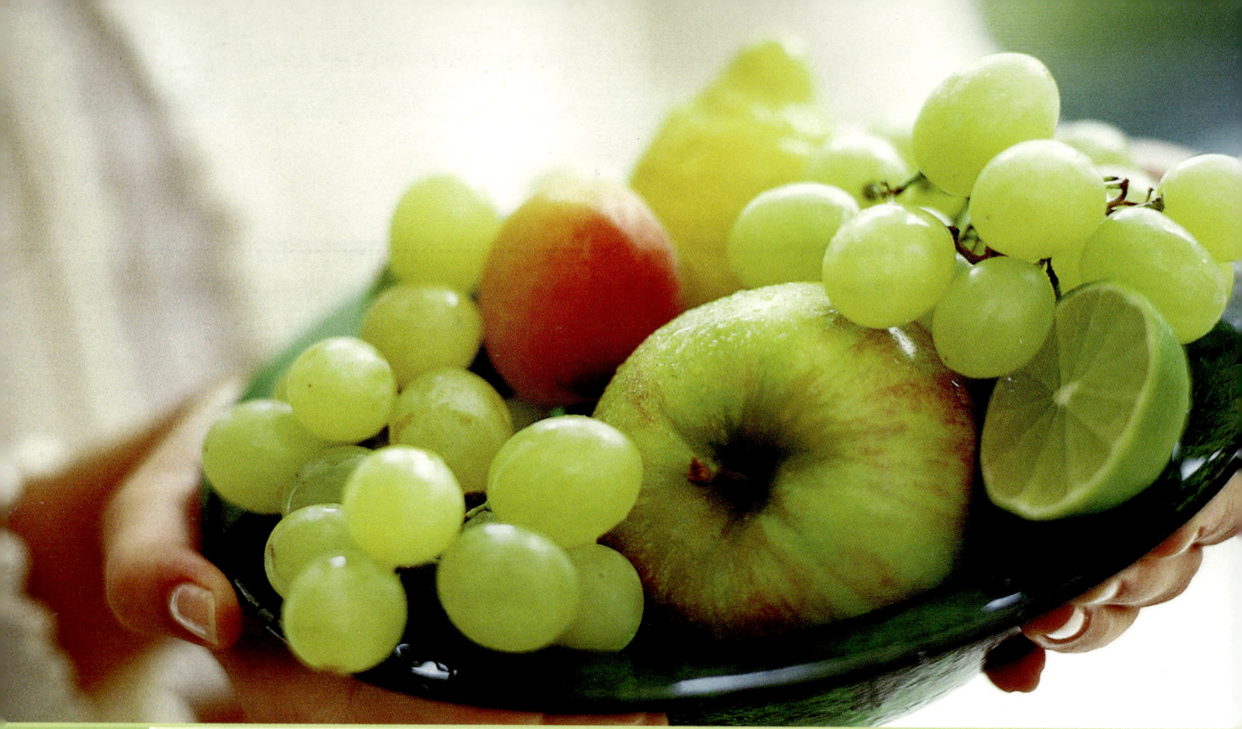

La dieta relacionada con el caminar

Si quiere adelgazar, tendrá que realizar un entrenamiento de la resistencia. Porque las calorías se gastan moviéndose. Pero sólo con esto no tendrá suficiente. No se engañe a sí mismo: una de las falsedades más frecuentes relacionadas con la alimentación consiste en pensar que puede comer lo que le apetezca mientras se esté moviendo lo suficiente.

En realidad se trata de establecer un equilibrio: se engordará si ingiere más energía (calorías) que la que gasta. Y los kilitos sólo se reducen si gasta más calorías que las ingeridas.

Pero no todo el mundo está luchando contra el sobrepeso. En caso de estar satisfecho con su figura, una alimentación equilibrada e integral también le ayudará a mantenerse sano, incrementar su rendimiento y encontrarse confortable con su peso. Además debería respetar algunas normas alimenticias cuando practica el caminar, igual que otras modalidades deportivas.

Acabe con las dietas

Mucha gente ha pasado alguna vez por una o varias dietas milagrosas: «siete kilos en una semana» u otras promesas semejantes que siempre resultan tan tentadoras. Y lo cierto es que pierden rápidamente muchos kilos aunque sólo se trate de líquido que su cuerpo elimina durante las primeras semanas. Pero esto no le preocupa a la mayoría de la gente: en definitiva, la báscula indica cada vez menos peso y esto les motiva a seguir. Sin embargo cuando vuelven a la comida «habitual», su peso se dispara hacia arriba y pronto pesarán incluso más que antes de la dieta.

Efecto de vaivén

El hecho de engordar rápidamente después de una dieta se debe a un programa genético (de emergencia) que nuestro cuerpo lleva aplicando desde hace miles de años. En cuanto el cuerpo no recibe suficientes alimentos cambia a un funcionamiento de ahorro energético con el fin de compensar el equilibrio calórico. Consecuencia: ¡no seguirá bajando de peso!

Si entonces vuelve a comer como antes de la dieta, el cuerpo procurará almacenar el máximo de energía posible en sus depósitos para estar preparado para la siguiente «emergencia». Para ello incluso pide más aporte energético y usted aumentará algunos kilitos.

Sólo adelgazará sin dieta

Para engañar este efecto de vaivén debe olvidarse del planteamiento de perder peso mediante la reducción del aporte energético. Tendrá más éxito remodelando por completo su alimentación: mucha fruta y verdura, hidratos de carbono complejos, proteínas de alto valor nutricional y grasas esenciales deberían configurar la mayor parte de su dieta. Si además se va moviendo más que antes seguro que adelgazará.

Hidratos de carbono

Los hidratos de carbono son los proveedores energéticos más importantes. Se componen de diferentes azúcares que el cuerpo convierte en glucosa, y ésta se quema directamente para obtener energía. Si camina a menudo o si practica

IMPORTANTE !

CUIDADO CON LAS DIETAS MILAGROSAS

En una dieta milagrosa está ingiriendo demasiado pocas calorías. El cuerpo se busca entonces la energía faltante en las proteínas musculares y no en las células de grasa. La masa muscular se reduce en este caso y el gasto energético baja en general. Cuando acaba la dieta y vuelve a comer con normalidad aumentará su peso más que antes.

otro deporte de resistencia debería convertir los hidratos de carbono en una parte elemental de su alimentación; es decir, un 55% como mínimo. Simplificando podemos decir que los hidratos de carbono aumentan el rendimiento. Porque sólo soportará las cargas durante un tiempo prolongado y con aumento de la intensidad si los depósitos de hidratos de carbono en la musculatura y en el hígado están bien llenos.

Hidratos de carbono «buenos» y «malos»

Pero no todos los hidratos de carbono tienen el mismo valor: los monosacáridos y los disacáridos, como el azúcar, los productos de harina blanca y arroz refinado pasan directamente a la sangre y aumentan de golpe el nivel de glucosa en la sangre. El cuerpo libera entonces una mayor cantidad de la hormona insulina que hace que el azúcar se lleve rápidamente de la sangre a las células.

La consecuencia es una bajada rápida del azúcar sanguíneo que provoca una falsa necesidad de más azúcar. La consecuencia es un hambre canina. Si vuelve a ingerir más monosacáridos aumentará pronto de peso, sobre todo porque estos alimentos a menudo se presentan enriquecidos con grasas.

En cambio, el organismo necesita mucho más tiempo para degradar los polisacáridos procedentes de productos integrales, patatas y legumbres. El azúcar pasa entonces poco a poco a la sangre sin hacer subir ni bajar de golpe el nivel de azúcar sanguíneo.

Índice glucémico

Con el IG, abreviación para índice glucémico, dispone de una unidad de medición de la cantidad de insulina liberada después de comer determinados alimentos. Los deportistas de resistencia deberían apostar por alimentos con un IG mediano o bajo a la hora de escoger sus hidratos de carbono. La liberación de insulina es extrema cuando el IG está situado entre 70 y 100. Por tanto, debería prescindir de estos alimentos, si puede, y procurar no combinarlos con grasas. Frutas, verduras y legumbres suelen tener casi siempre un IG bajo (con la excepción de sandías, zanahorias hervidas y calabaza). También puede disfrutar sin preocuparse de leche y productos lácticos, mejor que sean desnatados para evitar la gran cantidad de grasas escondidas. Lo dicho es extensivo a carne, aves y pescado.

Proteínas

Nuestro cuerpo necesita proteínas para desarrollar su masa muscular. Los deportistas de ocio suelen tener suficiente con nuestra alimentación rica en proteínas. Pero es importante que la proteína proceda de alimentos poco grasos, de carne magra, pescado, huevos y leche desnatada, arroz, avena, mi-

ÍNDICE GLUCÉMICO (IG) – LA TABLA CON LOS ALIMENTOS

IG elevado ›70	**IG mediano** 70-51	**IG bajo** ‹51
Pan y Bollería		
brezel	pan mixto	pan integral de cebada
cruasán	pan de pita	pan de salvado de avena
panecillo de hamburguesa	pizza	pan de multicereales
pan crujiente escandinavo	masa para pizza	pan negro
pan de centeno	tortitas para tacos	pan de soja con linaza
pan blanco	pan crujiente integral	pan integral de grano partido
Cereales		
cereales de desayuno	arroz basmati	arroz natural
muesli con azúcar	cuscús	*bulgur*
arroz inflado	sémola blanca	copos de avena
arroz blanco redondo	arroz blanco largo	muesli integral sin azúcar
Patatas & pasta		
patatas hervidas fritas	gnocchi	fideos chinos
patatas chips	bolas de patata crudas	pasta de grano integral partido
puré de patata	pasta (trigo duro)	sopa de patatas
patatas fritas	patatas nuevas	ravioli
croquetas de patata	patatas hervidas con piel	pasta integral
Dulces y tentempiés		
helado	compotas de frutas	chocolate negro (más de 70% de cacao)
gominolas de frutas	galletas de avena	sorbete de frutas
galletas	miel	chicle
chips	palomitas	manzana al horno con nueces
chocolate	pastas secas	barritas de muesli con miel

jo y legumbres. Debería combinar muchos de estos alimentos para asegurar una ingestión óptima y bien variada de proteínas. Es importante saber: las proteínas tienen el mayor efecto de saturación entre todos los nutrientes. Además son consideradas *fatburner*, es decir que activan la quema de grasas.

Grasas

Lo que ha de quedar claro: ¡comemos demasiada grasa! Comer 140 gramos de grasa al día no es nada extraño hoy en día. Y esto es fatal porque nos basta con la mitad. Es más: para adelgazar sólo se ha de comer entre 30 y 40 gramos al día. En cambio, resultaría letal, a la larga, prescindir completamente de la grasa de los alimentos puesto que el cuerpo no es capaz de producir todos los ácidos grasos. Consecuencia: el metabolismo, el equilibrio hormonal y la digestión no funcionarían. Además no podrían aprovecharse las vitaminas liposolubles.

En este contexto, lo importante no es la cantidad, sino el tipo de grasa ingerida:

- Los ácidos grasos saturados que se encuentran en la leche y en los productos lácteos, en la carne, los embutidos, los dulces, pasteles y galletas pero también en la grasa de palma y de coco, todos ellos aumentan el índice de colesterol y el riesgo de arteriosclerosis porque se depositan en las paredes vasculares.
- En cambio, los aceites vegetales, así como el pescado y las nueces contienen ácidos grasos insaturados, los llamados Omega-3, que son vitales y previenen el infarto de miocardio, por ejemplo. Al aceite de oliva se le otorga una función protectora especial. Sencillamente porque contiene ácidos grasos no saturados.

IMPORTANTE !

CAMINAR CON EL ESTÓMAGO LLENO

Después de comer debe esperar entre una y dos horas antes de iniciar el entrenamiento. En caso contrario, la gran cantidad de sangre que se requiere para la digestión le faltará para alimentar la musculatura con oxígeno. Ello provocaría flato. Pero tampoco debe caminar con el estómago vacío. Lo mejor es tomarse antes un plátano o una rebanada de pan integral.

Vitaminas

El metabolismo de los hidratos de carbono, de las proteínas y de las grasas no funciona sin las vitaminas. Además tienen una importante función de proteger frente a los «radicales libres», unas agresivas moléculas de oxígeno que aceleran el envejecimiento, entre otras cosas.

Casi todas las vitaminas se han de ingerir con los alimentos ya que nuestro organismo no las produce. El cuerpo puede almacenar durante largo tiempo las vita-

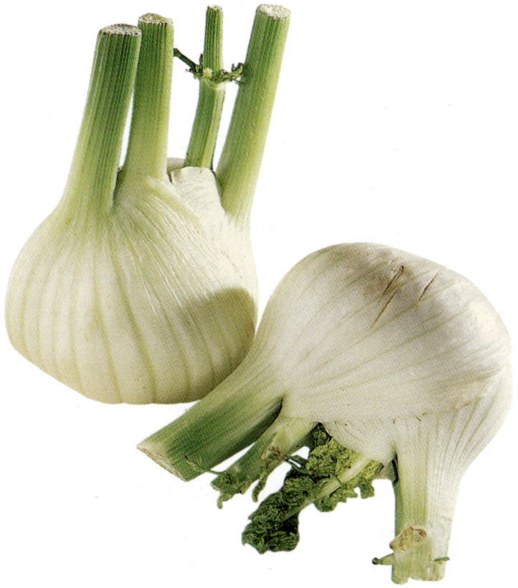

minas liposolubles (A, D, E y K), pero las hidrosolubles (las vitaminas del grupo B y la vitamina C) se han de reponer cada día de nuevo. Para ello se requiere una alimentación equilibrada y completa.

Minerales y oligoelementos

Las vitaminas sólo pueden trabajar con su eficiencia máxima en combinación con minerales y oligoelementos. Pero en situaciones de estrés y ante las cargas existe un gran riesgo de perder muchos minerales. Justo entonces se ha de procurar una correcta alimentación. Esto también ocurre cuando se practica mucho deporte y cuando se efectúa un gran esfuerzo físico. Las fuentes más valiosas para obtener minerales son las verduras crudas o poco hervidas y el agua mineral (mire la informaciones de la etiqueta).

Practicando deporte, se eliminan muchos minerales y oligoelementos a través del sudor y éstos han de suministrarse de nuevo al cuerpo a través de los alimentos. Los más importantes son las vitaminas del grupo B, vitamina ácido fólico, hierro, magnesio y cinc.

Sustancias vegetales secundarias

Las sustancias vegetales secundarias engloban todas las componentes de frutas y verduras que les proporcionan su gusto, su olor y su aspecto. Su valor para nuestra salud y nuestro bienestar no se debe subestimar a pesar de no ser vitales como las vitaminas y las sustancias nutritivas. Por cierto, estos sensibles componentes biológicos se pierden tanto si se almacenan durante demasiado tiempo como si se hierven, se cuecen o se guisan. Es otra razón más para servir la fruta y la verdura de la manera más fresca posible y de forma cruda.

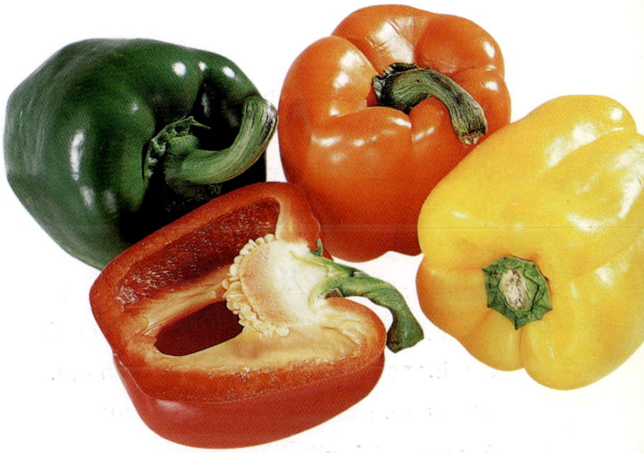

Fibras vegetales

Las fibras vegetales nos llenan porque se hinchan dentro del cuerpo. Cuidan la flora intestinal y desintoxican el cuerpo porque lo purgan eliminando estas sustancias rápidamente a través del intestino.

Tres rebanadas de pan integral, dos manzanas y tres zanahorias son suficientes para cubrir la necesidad diaria de unos 30 gramos de fibras vegetales. Las frutas y verduras no solo le proporcionan mucha fibra sino también vitaminas, minerales, y sustancias vegetales secundarias, ¡y muy pocas calorías!

Beber lo suficiente

Sin comer podemos subsistir durante unas semanas pero sin beber agua apenas tres días. De manera que este líquido refrescante constituye un elixir vital. Esto no es extraño puesto que nuestro cuerpo se compone en un 60-70% de agua. Para mantenerse sano y en forma, debe beber cada día un mínimo de dos litros, bien repartido porque el cuerpo no absorbe más de 800 mililitros por hora. Y por cada media hora de deporte que practique durante el día debe tomar medio litro más de líquido.

Lo mejor para la sed

Cubra sus necesidades diarias de líquido con agua mineral o del grifo, combinados con zumo (composición: una parte de zumo combinado con tres partes de agua) o infusiones de futas o hierbas sin azúcar. En cambio, el café y el té negro son estimulantes que no pueden entrar en el cómputo de la ración diaria y además provocan una mayor eliminación de los líquidos. Esto significa que por cada taza de café debe añadir otro vaso de agua.

SUGERENCIA

¡CUIDADO CON LAS BOMBAS DE CALORÍAS!

Absténgase de refrescos, zumos dulces y combinados. Llevan muchas calorías y contienen grandes cantidades de azúcar que pasa directamente a la sangre. El alcohol también tiene casi las mismas calorías que la grasa: siete kilocalorías enteras por gramo.

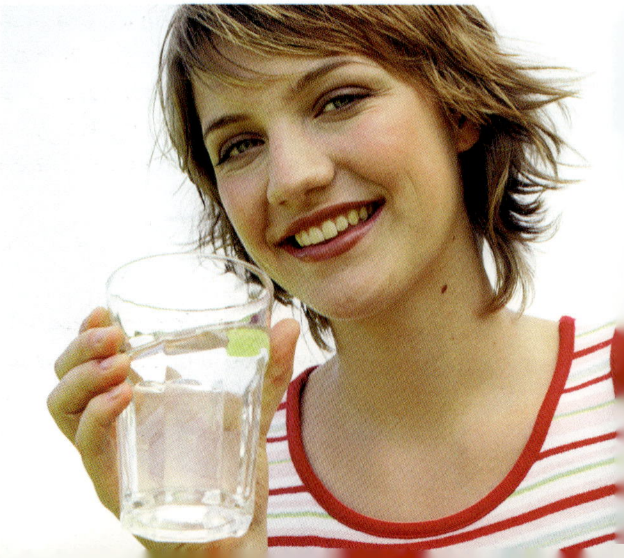

¿NUESTRO CUERPO NECESITA ENTONCES MÁS ENERGÍA?

Dicen que el cuerpo obtiene su energía de las grasas cuando se camina lentamente. ¿Necesita entonces tener más grasa?

Es cierto que el cuerpo obtiene la mayor parte de la energía necesaria de sus propios depósitos de grasas cuando entrena en la llamada zona de quema de grasas (al 60-70% de las pulsaciones máximas). Pero estos están lo suficientemente llenos, incluso en las personas delgadas. Basta con 30 gramos de grasa al día, preferentemente procedente del aceite de oliva, para cubrir las necesidades de los ácidos grasos vitales para el cuerpo.

He leído que es mejor comer varias veces al día en lugar de limitarse a tres comidas diarias. ¿Es esto cierto?

¡Depende! La ventaja consiste en mantener el nivel de azúcar en la sangre relativamente constante y que no se provoque un hambre canina. Pero muchas personas convierten seis o siete tentempiés en seis o siete grandes manjares. Concretamente las personas con problemas de peso no suelen notar cuando están satisfechas. Comen hasta vaciar el plato y toman un exceso de calorías.

¿Los complementos alimenticios fomentan un mayor rendimiento en el caminar?

Si hacemos caso a los científicos, los complementos alimenticios resultan útiles para determinados grupos de riesgo, como por ejemplo las embarazadas. Pero también en caso de los deportistas de alto rendimiento puede producirse un efecto positivo para el aumento muscular y el rendimiento usando concentrados de proteínas y de hidratos de carbono. Pero como deportista de ocio, puede prescindir tranquilamente de los complementos alimenticios. En cambio debe buscar una alimentación equilibrada: ha de cubrir el 55-60% de su dieta diaria con hidratos de carbono, el 10-15% con proteínas y entre el 25% y el 30% con grasas. Y antes de echar mano a los complementos alimenticios convendría consultar a su médico cuando observe algún síntoma de deficiencia.

Me da la sensación de que no estoy comiendo demasiado. Pero igualmente voy engordando. ¿Cómo es posible?

Lleve un diario alimenticio donde anote todo lo que vaya comiendo a lo largo del día. Y no se olvide de la pieza de chocolate o del puñado de nueces entre comidas. Es la única manera de controlar de forma objetiva cuáles son sus puntos débiles para poder introducir cambios posteriormente.

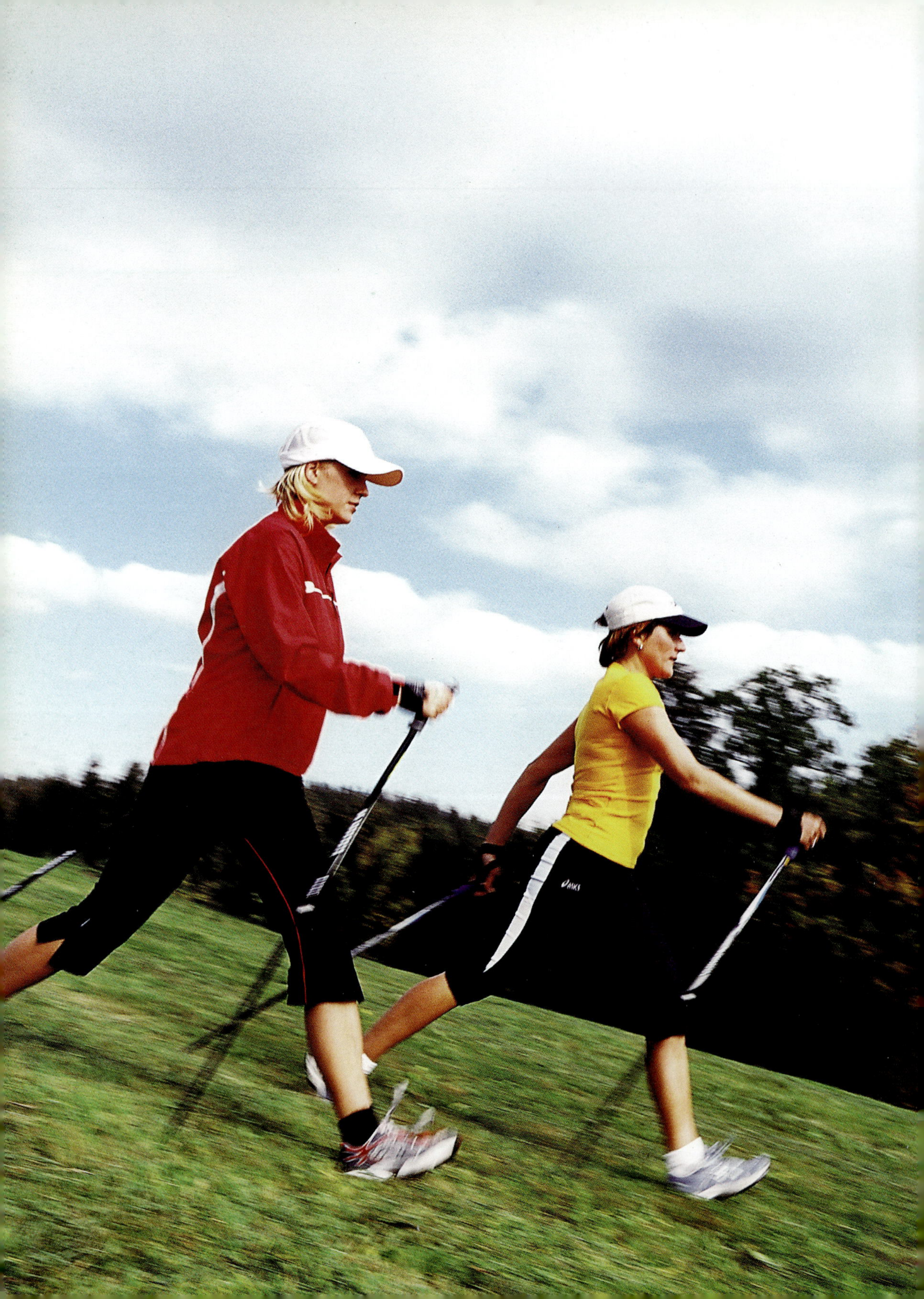

Caminar para expertos

Para todos los que consideran el entrenamiento un desafío, el caminar puede darles aún mucho más: pueden aumentar la velocidad con el *Power Walking* y acelerar de esta manera el sistema cardiovascular. O bien pruebe el *Nordic Walking* que implica a todo su cuerpo. Y en el entrenamiento suave de correr incluso puede volar ligeramente: aquí se van intercambiando las fases más rápidas de correr con las de caminar.

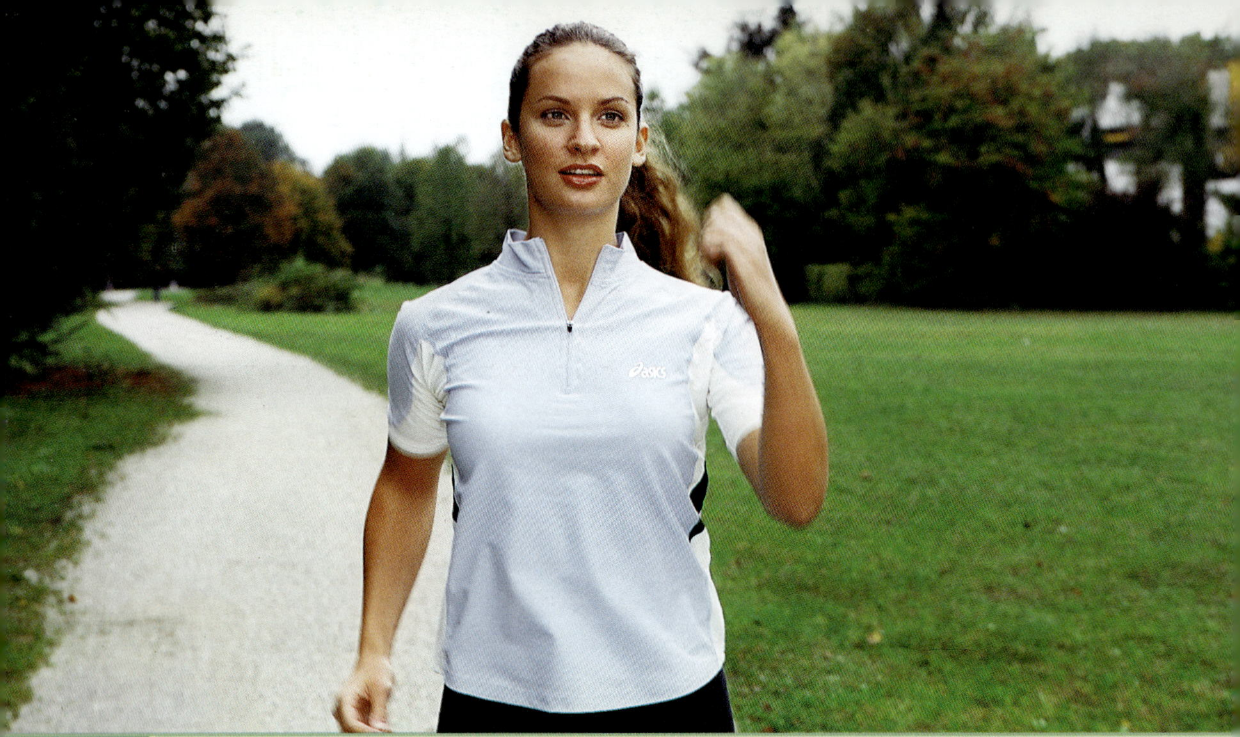

Power Walking

El *Power Walking* se ajusta exactamente a sus necesidades si ha obtenido el resultado A en el control de su resistencia de la página 20. Esta forma más rápida de caminar la podríamos llamar la «Fórmula 1» del caminar, y ello la convierte en programa idóneo para los caminantes más ambiciosos y bien entrenados. Tanto en el *Power Walking* como en el *Nordic Walking* se camina a máxima velocidad pero sin caer en la «marcha atlética», un deporte de competición. La mayor velocidad hace aumentar la frecuencia cardiaca, lo que tiene efectos positivos sobre el sistema cardiovascular principalmente. El *Power Walking* es un entrenamiento del sistema cardiovascular donde la frecuencia cardiaca de entrenamiento sube un 75-80%. Esta variante también va muy bien para superar estancamientos en el entrenamiento e incrementar de esta manera el nivel de rendimiento. Porque su cuerpo debe utilizar nuevas reservas energéticas cuando se ve expuesto a nuevos estímulos de carga más elevados.

¡Camine de prisa!

Cuanto mayor sea la velocidad de caminar más fácil será cometer errores. Controle entonces en especial una buena técnica de caminar. Empiece con unos minutos de caminar lento, incluso estando en buena forma. Aproveche para concentrarse en el apoyo correcto de los pies y en los movimientos activos de los brazos. Si comienza desde el principio a plena velocidad, existe el peligro de realizar movimientos poco elaborados. Su programa de caminar no tendría entonces el efecto deseado. En el peor de los casos los movimientos erróneos pueden provocar molestias en el aparato locomotor o en la región de hombros y espalda.

Cómo facilitar el caminar rápido

La mejor manera de aumentar la velocidad consiste en mover los brazos más rápidamente. Siga la siguiente pauta: los brazos determinan la velocidad y los pies y las piernas se adaptarán a la misma.

Realice el movimiento de brazos correctamente: pase los brazos por el costado del cuerpo y no los cruce por delante. Los codos no deben elevarse más arriba del esternón para no gastar demasiada energía.

Tiempo para la regeneración

Entrenar con mayor intensidad su cuerpo también requiere más descanso para su regeneración. Para poder aprovechar por completo su potencial de fuerza deberían pasar dos días entre una sesión de entrenamiento y la siguiente y su organismo se podrá recuperar del sobreesfuerzo.

Pautas para el *Power Walking*

- No haga pasos demasiado grandes. Con ello estaría frenando el desplazamiento hacia delante malgastando energía.
- Mueva sus brazos con ritmo y sin exceso de fuerza.
- No mire al suelo, adelante su mirada cuatro o cinco metros.

SUGERENCIA

ENTRENAMIENTO A INTERVALOS

Si quiere probar primero el *Power Walking* o si todavía no dispone de la suficiente forma física para mantener su velocidad máxima a lo largo de un trayecto largo, practique al principio el llamado entrenamiento a intervalos. Consiste en alternar entre fases más lentas y otras más rápidas de caminar en la misma sesión de entrenamiento. Después irá acortando paulatinamente las fases lentas hasta llegar a soportar todo el recorrido a la velocidad del *Power Walking*.

- No eleve sus hombros, déjelos caer hacia atrás y debajo de forma relajada.
- No se cargue con pesas para evitar movimientos erróneos.

Programa de entrenamiento para el *Power Walking*

Con este programa no le resultará difícil alcanzar el volumen y la velocidad deseados de entrenamiento. Pero atención: enfóquelo con tranquilidad y vaya aumentando de forma progresiva para no perder la motivación.

1ª-4ª semana

Inicie su entrenamiento con tres sesiones semanales. Camine sobre terrenos planos o de poca subida. Pero no se pase al principio con las distancias y la velocidad en sus caminatas: tiene suficiente con recorridos de 30 a 45 minutos a una frecuencia cardiaca del 60 al 75% (página 49).

5ª-8ª semana

Vaya subiendo: la frecuencia cardiaca debería alcanzar en estas semanas el 75%, sin quedarse por ello exhausto. El tiempo del entrenamiento aumenta a 45-60 minutos y tres a cuatro sesiones por semana.

9ª-12ª semana

60 (o más) minutos seguidos con las pulsaciones al 80% ya no le causan problema alguno. Siga caminando entre tres y cuatro veces por semana para no perder su resistencia. Su forma física ya ha mejorado tanto que también puede incluir en su recorrido una cuesta ligera. De esta manera resulta más divertido.

INFORMACIÓN

PROGRAMA DE ENTRENAMIENTO DE *POWER WALKING*

Semana	1-4	5-8	9-12
Frecuencia cardiaca óptima (porcentaje en relación a las pulsaciones máximas)	60-75%	75%	75-80%
Tiempo de entrenamiento de cada sesión (en minutos)	30-45	45-60	60+
Sesiones por semana	3	3-4	3-4

ENCONTRAR LA MEDIDA JUSTA

Me gusta salir a caminar con mis amigos. Pero a pesar de que todos vamos caminando más o menos a la misma velocidad, mis pulsaciones durante el entrenamiento se sitúan aproximadamente un diez% por encima de los demás. ¿Significa esto que mi forma física sea inferior?

La frecuencia de las pulsaciones constituye un parámetro individual que depende de diferentes criterios como la edad, el sexo, la fuerza y la resistencia. Por tanto, es totalmente normal que sus valores varíen un poco de los demás. Pero debe procurar no entrenar de forma anaeróbica y llegando a sentirse exhausto. Si sus amigos imponen una velocidad demasiado elevada debería comentárselo o salir mejor solo. En caso contrario estaría realizando una competición constante y perdería la diversión y su motivación.

Una amiga mía se ha comprado zapatillas especiales de mujer para caminar. ¿Esto realmente resulta útil para el entrenamiento?

Es cierto. Los pies de las mujeres suelen ser más delgados, con los empeines más elevados y con mayor anchura en dedos y talones que los de los hombres. Además, el tobillo de las mujeres suele estar más alto que el de los hombres. Un buen calzado femenino no consiste en reducir el tamaño frente al calzado masculino sino que se fabrican con moldes específicos para mujeres.
Muy importante: para evitar la formación de ampollas, no se compre zapatillas demasiado pequeñas.

Hace unas semanas que he empezado con el *Power Walking* y me gustaría entrenar cada día. ¿Es cierto que el cuerpo necesita un tiempo de reposo entremedio o puedo entrenar las veces que me apetezca?

¡Menos es más! Los días de descanso son importantísimos para obtener un buen rendimiento. Los deportistas aficionados a menudo corren con excesiva velocidad porque les gusta y, sin darse cuenta, realizan un sobreesfuerzo, de manera que deberían intercalar fases más largas de recuperación. Si le gusta tanto la naturaleza, salga los días sin entrenamiento y realice un paseo rápido. Con ello también respira aire fresco y relaja su mente.

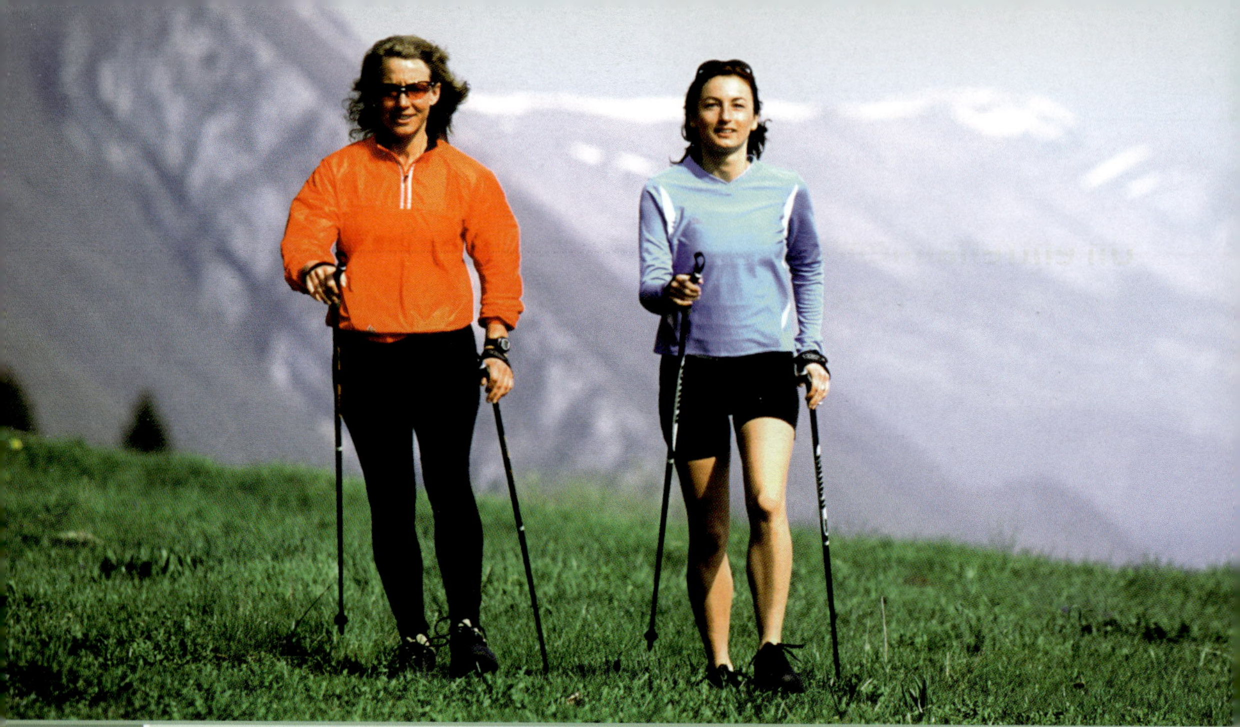

Nordic Walking

Esta nueva tendencia viene de Finlandia y se llama *Nordic Walking*. Fue concebida originalmente como método de entrenamiento para el esquí de fondo durante la época de verano, y llegó a convertirse, en los países nórdicos, en deporte popular hace ya unos años. Esta variante del caminar también cuenta con muchos seguidores en Austria y Suiza. De manera que, dentro de poco tiempo, el *Nordic Walking* también se extenderá por nuestro país. La versión finlandesa tiene la particularidad de usar bastones especiales para caminar. Los detractores también lo llaman «esquí de fondo sin nieve». Pero a pesar de que pueda parecer poco habitual, los bastones sólo aportan ventajas a los caminantes. Porque no sólo exigen la implicación activa de los brazos, lo que mejora claramente la condición física, sino que también ayudan a sujetarse sobre terrenos accidentados y permiten entrenar a lo largo de todo el año, incluso sobre superficies heladas o nevadas.

Un entrenamiento sano para todo el cuerpo

Además de lo dicho anteriormente, el *Nordic Walking* presenta en el ámbito deportivo y de la salud muchas otras ventajas. En el *Nordic Walking*, el cuerpo se entrena de forma integral de una manera muy efectiva. Usando activamente los bastones no sólo trabajan piernas y nalgas, sino que también se refuerza concretamente la musculatura de hombros, espalda, pecho y brazos. Ello resulta idóneo para las mujeres que quieren cuidar más estas zonas del cuerpo sin tener que levantar pesas en el gimnasio. Por cierto: la mejor forma de entrenar la fuerza y los músculos consiste en caminar cuesta arriba. El empleo de los bastones tiene otra función para nuestra salud: a través de los bastones, se adopta de forma automática una correcta postura corporal, con lo que también se garantiza una entrada óptima del oxígeno. La cantidad de oxígeno en la sangre aumenta de esta manera hasta un 50% y el rendimiento cardiovascular sube.

Descarga para las articulaciones

El *Nordic Walking* se presta, igual que el *Power Walking*, para intensificar el entrenamiento de caminar normal y, además, protegiendo las articulaciones. Porque el uso de los bastones sirve de descarga para todo el aparato locomotor pasivo; es decir, tendones y ligamentos, así como la espalda y las articulaciones (especialmente las rodillas) en una cuantía de aproximadamente 15 a 35 toneladas por cada hora. Esto hace que el *Nordic Walking* también se preste muy bien como deporte de rehabilitación en caso de molestias de origen ortopédico. Muchas clínicas de rehabilitación escandinavas ya utilizan el *Nordic Walking* como terapia y en Alemania también hay algunos seguros de enfermedad que invierten en cursos de *Nordic Walking* como medida preventiva.

Adelgazar mediante el *Nordic Walking*

Pero no son sólo los caminantes con lesiones locomotoras previas quienes aprovechan la descarga a través de los bastones sino también las personas con sobrepeso. Todos sabemos que cada kilo de más aumenta la carga sobre articulaciones y tendones.

Otro aspecto positivo: implicando una mayor cantidad de músculos en el esfuerzo también aumenta el gasto energético. La mayor asimilación de oxígeno estimula también la quema de grasas. Este hecho también tiene su expresión en cifras: el *Nordic Walking* requiere más calorías comparado con el caminar normal, unos 400 más por cada hora. De manera que el

Nordic Walking es el deporte de resistencia ideal para personas que quieren adelgazar y mantener su peso durante mucho tiempo.

Reducir el estrés de forma efectiva

El *Nordic Walking* también ayuda a reducir el estrés diario y las cargas psicológicas a través del movimiento en la naturaleza, igual que el caminar normal. El empleo intenso de los bastones también disuelve tensiones en la región de nuca y hombros, que afectan principalmente a las personas sentadas delante de un escritorio durante mucho tiempo. En comparación con el caminar con pesas (página 63), al caminar con bastones no se provocan ni movimientos incontrolados de los brazos ni tensiones en los hombros. Todo lo contrario: ¡la musculatura se relaja con cada apoyo de bastón!

Los dolores de espalda, con frecuencia síntoma de estrés y carga psicológica, disminuyen a través de la práctica regular del *Nordic Walking*.

INFORMACIÓN

VENTAJAS DEL *NORDIC WALKING*

- Mayor captación de oxígeno.
- Estimulación del rendimiento cardiovascular.
- Mayor gasto calórico frente al caminar debido al empleo de bastones.
- Las tensiones en nuca y hombros se disuelven.
- Desarrollo muscular de piernas, nalgas, hombros, pectorales, espalda y brazos.
- Seguridad de apoyo también sobre terrenos accidentados.

El equipamiento

Básicamente necesita para el *Nordic Walking* el mismo equipo que para el caminar normal (página 56). Lo esencial vuelve a ser un buen calzado y, desde luego, los bastones (poles).

El calzado correcto

Contrariamente al caminar normal, en el *Nordic Walking* está haciendo pasos más largos. Además se suele entrenar menos por parques y carreteras y más por verdaderos terrenos exteriores. Esto también se ha de considerar a la hora de escoger el calzado: requieren una suela especialmente antideslizante y una mejor amortiguación. Han de sujetar de forma óptima el pie en cada una de las fases del paso y deben ser impermeables. Siempre ha de probar varios modelos para encontrar el que se adapte mejor a su pie. Y camine un buen rato con ellos dentro de la tienda y fuera de la misma, si se puede.

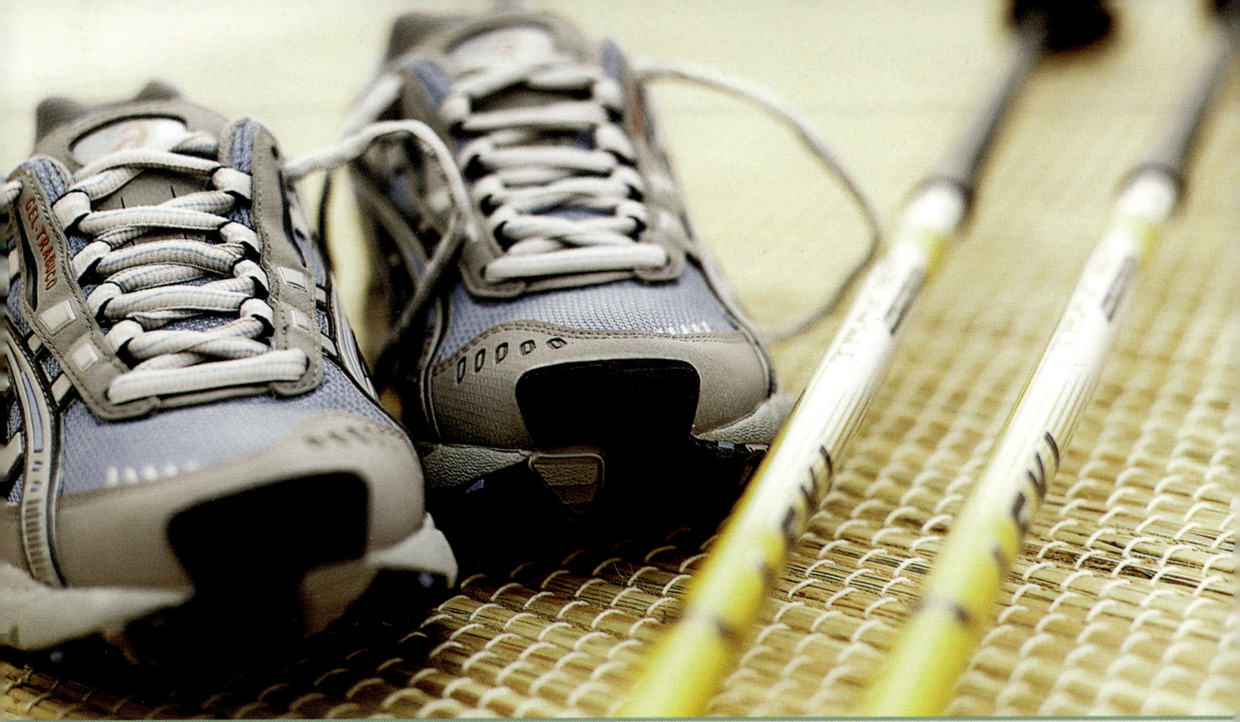

Además de un buen calzado necesitará para el *Nordic Walking* unos bastones especiales: los llamados poles.

En la página 58 encontrará más consejos acerca de la compra del calzado.

Los bastones

Los bastones para el *Nordic Walking*, también llamados poles, ya se encuentran en cualquier tienda especializada de deporte. Son más largos que un bastón normal de caminar, sus puños están bien elaborados y disponen de una punta metálica, igual que los bastones de caminar y los de esquí de fondo. De esta manera también aseguran el apoyo de los pies sobre terrenos accidentados o hielo, facilitando el entrenamiento a lo largo de todo el año. Los poles, en comparación con otros bastones, disponen de asas especiales que permiten abrir la mano en el momento de la recogida con lo que se evitan dolores musculares. A la hora de la compra, mire que las asas se pueden ajustar individualmente y fijar fácilmente mediante cierres de velcro.

En cuanto al material, existen diferencias pequeñas pero significativas. Los bastones de fibra tienen, ante los de núcleo metálico, la ventaja de no transmitir las vibraciones que podrían afectar las articulaciones de manos, codos y hombros. Si camina sobre asfalto se recomienda poner unas tapas de goma sobre las puntas metálicas (que también se venden en las tiendas de deporte).

Aparte de su robustez, el aspecto más importante de los bastones radica en la longitud, que depende de su talla. Esta es la fórmula para calcular la longitud óptima del bastón: talla en centímetros x 0,65. Las longitudes de los bastones van de 5 en 5. Los expertos suelen usar bastones de 5 a 10 centímetros más largos que la norma (ver recuadro más abajo).

La técnica

El *Nordic Walking* resulta fácil de aprender, igual que el caminar normal. Sólo existen algunas pequeñas diferencias:

- La zancada aumenta.
- La trayectoria de los brazos disminuye.
- El cuerpo entero se implica más.

Siguiendo las indicaciones a continuación, la técnica le resultará fácil de asimilar.

INFORMACIÓN

LONGITUD ÓPTIMA DE LOS BASTONES*

talla corporal en centímetros	longitud del bastón en centímetros
200	130
195	130
190	125
185	120
180	120
175	115
170	110
165	110
160	105

* recomendado por el Instituto Alemán de Caminar

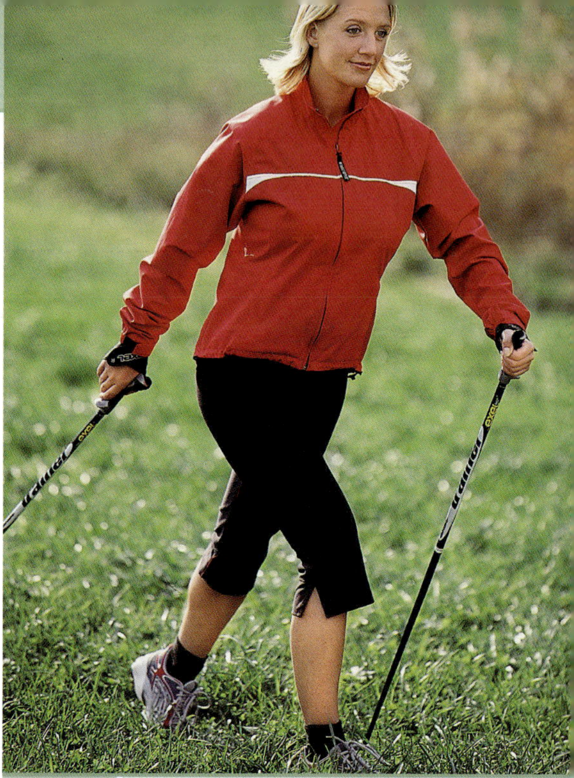

Con el pie derecho avanzado, el brazo izquierdo ha de estar delante y viceversa.

Posición inicial

- Deje caer sus hombros de forma relajada.
- Mantener los bastones cerca del cuerpo.
- Manos ligeramente abiertas para permitir el movimiento de los bastones.
- Los pies indican hacia delante.

¡En marcha!

- Se apoya sobre la pierna izquierda un poco flexionada. La pierna derecha está extendida hacia atrás. El brazo derecho avanzado y ligeramente flexionado. La punta del bastón derecho se clava a la altura del talón izquierdo. El brazo izquier-

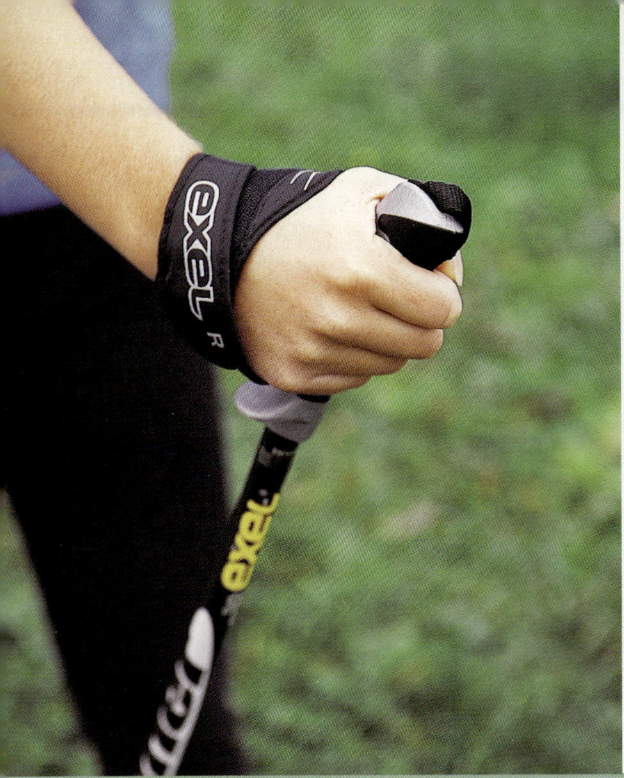

El bastón se apoya a la altura del talón y se empuja con la mano cerrada.

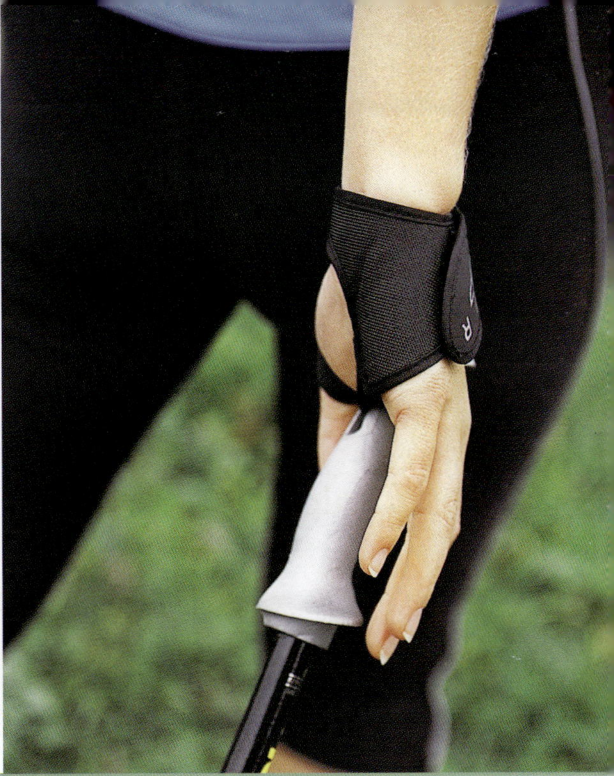

El bastón bascula suavemente hacia atrás y la mano se abre.

do está estirado hacia atrás. La mano abierta, el bastón en prolongación con el brazo.

- La pierna derecha y el brazo izquierdo avanzan. Apoye el talón derecho y clave el bastón izquierdo a la altura del talón derecho.
- Apoye progresivamente todo el pie hacia delante sujetándose fuertemente sobre el bastón izquierdo. Pierna izquierda y brazo derecho acaban extendidos hacia atrás. Con la mano abierta, el bastón constituye de nuevo la prolongación del brazo.
- De esta manera rítmica, la pierna izquierda y el brazo derecho se extienden hacia delante y hacia atrás alternando con la pierna derecha y el brazo izquierdo.

Colocación correcta de bastón y pie

Los bastones se mantienen durante toda la sesión de caminar en diagonal indicando hacia atrás. Sus puntas no se encuentran nunca por delante del cuerpo. Lleve los bastones cerca del cuerpo y deje que los brazos se cuelguen de forma relajada. Los codos no se deben flexionar demasiado y los bastones no se han de colocar por delante del cuerpo. Mire que siempre estén activos el pie derecho con el bastón izquierdo así como el pie izquierdo con el bastón derecho. La correcta postura corporal surge entonces casi de forma automática.

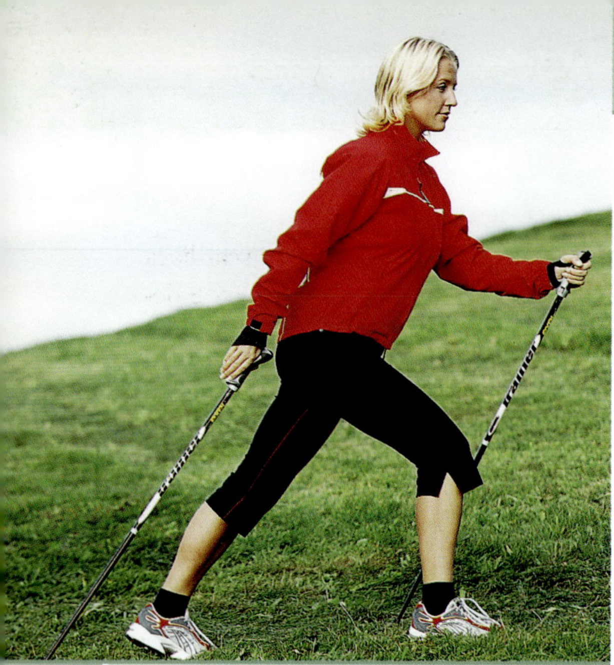

Caminando cuesta arriba, el tronco siempre se inclina ligeramente hacia delante.

Montaña arriba y montaña abajo

La caminata por cuestas siempre significa un reto especial para la condición física y la técnica. Porque en las cuestas suelen producirse sobrecargas innecesarias para las articulaciones. Pero sabiendo lo esencial, el caminar cuesta arriba y abajo le proporcionará mucha alegría y un cambio bienvenido para el entrenamiento.

Caminar cuesta arriba

Caminando cuesta arriba tendrá que esforzarse bastante para poder mantener la velocidad y el tamaño de las zancadas. Compense el mayor esfuerzo en gemelos y rodillas con un trabajo más fuerte de los brazos. Intente repartir el mayor peso posible por los bastones. Incline, además, fuertemente el tronco hacia delante cuando camina subiendo la montaña. Procure, a pesar de la inclinación, que todo el pie contacte con el suelo y no camine sólo sobre los pulpejos.

Caminar cuesta abajo

Realice pasos más pequeños para no acelerar demasiado en la cuesta abajo. Apoye la punta del bastón siempre por detrás del cuerpo y frene el movimiento adicionalmente con una ligera inclinación hacia atrás.

Para quitar carga de la pierna delantera, su peso debería estar repartido entre el talón del pie delantero y la punta del bastón del lado opuesto, cuanto más peso caiga sobre el bastón mejor.

Es muy importante, cuando se camina cuesta abajo, que las rodillas de ambas piernas estén siempre algo flexionadas con el fin de bajar el centro de gravedad y reducir de esta manera el peligro de caer.

Programa de entrenamiento para el *Nordic Walking*

El siguiente programa de entrenamiento también le permite empezar sin problemas como principiante en el caminar y pasarse al *Nordic Walking*. Pero también siendo experto disfrutará. Como siempre debería caminar al principio más a menudo por distancias más cortas con el fin de poder practicar los nuevos movimientos. Cuando comience a recorrer mayores distancias, puede reducir la frecuencia de los entrenamientos.

1ª-4ª semana

Inicie el entrenamiento con tres a cuatro sesiones por semana de 20 minutos cada una. Mire sobre todo que los movimientos sean correctos y que el bastón se clave en el sitio correspondiente. Su frecuencia cardiaca debería situarse en el 60-75% de sus pulsaciones máximas (página 49). Intente durante la cuarta semana prolongar el entrenamiento hasta los 25 minutos por recorrido.

5ª-8ª semana

Durante las semanas 5 y 6, efectúe dos sesiones de 25 y dos de 30 minutos por semana manteniendo la frecuencia cardiaca en el 60-75%. En las semanas 7 y 8 debería conseguir cuatro sesiones de 30 minutos por semana.

9ª-12ª semana

Ya no le debería causar ningún problema caminar durante 30-45 minutos sin parar. Las pulsaciones se han de situar en la franja superior de las citadas (al 75-80% de las pulsaciones máximas), sin que le falte el aliento. Ante este volumen de las sesiones, le basta con tres sesiones de entrenamiento por semana. Vaya aumentando de forma progresiva: a partir de la 10ª semana ya puede caminar durante 60 minutos sin parar. Su condición física se sitúa ahora en un nivel alto, de manera que se puede atrever con una montaña fácil.

PROGRAMA DE ENTRENAMIENTO PARA EL *NORDIC WALKING*

Semana	**1-4**	**5-8**	**9-12**
Frecuencia cardiaca óptima (porcentaje de las pulsaciones máximas)	60-75%	60-75%	75-80%
Tiempo de entrenamiento por sesión (en minutos)	20-25	25-30	30-45+
Sesiones por semana	3-4	4	3

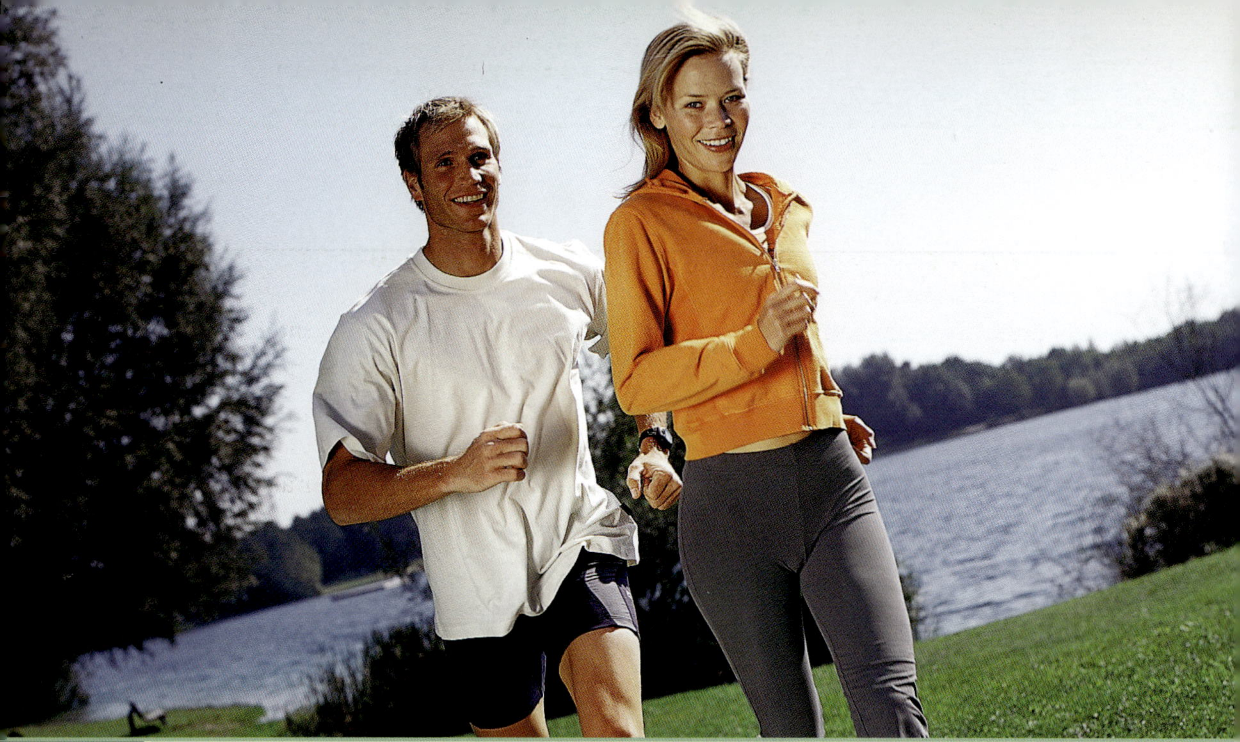

Entrenamiento de carrera suave

En el pasado, el *jogging* y el caminar no guardaron buenas relaciones entre sí, esto ha cambiado en la actualidad. Caminar ya no es una simple alternativa para aquellos que no pueden correr.

¡Y esto está muy bien! Puesto que el caminar y el correr se pueden combinar muy bien creando un programa suave de correr, un cambio bienvenido para la rutina del entrenamiento y un nuevo reto para usted.

El nombre ya caracteriza el programa: en lugar de agotar sus fuerzas, usted dosifica las cargas en el entrenamiento de carrera suave de manera que el cuerpo puede recuperarse entre las diferentes sesiones de entrenamiento. Igual que en el entrenamiento a intervalos del *Power Walking*) (página 75), en el entrenamiento de carrera suave también se alternan fases rápidas de correr y otras más lentas de caminar. De manera que el entrenamiento suave de correr se presta perfectamente para los que empiezan o vuelvan a empezar.

Intensivo con descansos

Las pulsaciones suben rápidamente en los principiantes debido a la elevada velocidad de carrera. Las personas con poca experiencia en correr no sólo se quedan pronto sin aliento, sino que también someten a su sistema cardiovascular a un sobreesfuerzo y queman menos grasas. Después del entrenamiento, se sienten agotadas y están de mal humor. Esto conlleva la falta de motivación para repetir el entrenamiento de *jogging*.

En cambio, al combinar los bloques de caminar, los ejercicios de estiramiento, de la carrera suave, se consiguen una bajada de las pulsaciones o bien se evita que se dispare hacia arriba. Así estará entrenando de forma automática en condición de frecuencia cardiaca óptima.

Intercalar *stretching*

La relajación de la musculatura es muy importante para la carrera suave, pero no sólo después del entrenamiento sino también durante el mismo. Con las «paradas de relajación» podrá soportar cualquier entrenamiento sin problemas, aparte de servir para bajar la intensidad. Los estiramientos intercalados regulan la respiración y contribuyen de esta manera a la relajación. A partir de la página 34 encontrará los mejores ejercicios para estirar.

Objetivos del entrenamiento

La carrera suave es un entrenamiento moderado de la resistencia para el *fitness* y la figura, lo idóneo para las personas que quieren quitarse algunos kilitos o que simplemente quieren hacer algo positivo para su corazón y la circulación. Además ayuda en la degradación de las hormonas del estrés a largo plazo: saliendo a correr de forma regular, le resultará más fácil mantener la calma en su estresada vida cotidiana.

Pero el programa de entrenamiento también se presta para los que quieran pasar del caminar al correr o que prefieran entrenar ambas modalidades. Porque el constante cambio entre caminar y correr hace que el cuerpo se adapte lentamente al mayor esfuerzo y pueda soportar mejor la mayor velocidad en distancias más largas. Con ello se mejora notablemente la condición física.

SUGERENCIA

REGULAR LAS PULSACIONES

Si en alguna ocasión le suben demasiado las pulsaciones, cambie sencillamente antes del correr al caminar o intercale un bloque de *stretching*.

Correr y despegar

En la carrera suave se combina la técnica de caminar y la del *jogging* . En la página 24 ya ha podido ver cómo ha de ser el movimiento de caminar. En el correr también es importante que el cuerpo adopte una postura óptima y que los movimientos de piernas y brazos sean correctos.

Contrariamente al caminar, al correr se separan ambos pies a la vez por unos instantes del suelo. En esta fase de vuelo, entre la batida y el siguiente contacto, no tocan la tierra. ¡Siempre debe tener en cuenta, cuando corre, que su principal dirección de desplazamiento es hacia delante! Por ello no ha de elevar los pies demasiado del suelo. Cuanto más alto esta «volando», mayor será la caída. Y esto le costará energía y cargará sus tobillos. En definitiva, la carga que hay que amortiguar en esta fase corresponde al triple peso de su cuerpo.

Paso a paso

La longitud de la zancada es correcta si su pie, al contactar con el suelo, se encuentra justo por debajo del centro de gravedad de su cuerpo. De manera que es mejor efectuar más zancadas más cortas («trote») que pocas zancadas largas. Porque si apoya el pie muy por delante del centro de gravedad estará frenando en cada paso su desplazamiento hacia delante.

El apoyo del pie después de la fase de vuelo también se ha de practicar. Pero no existe una única técnica sino que hay tres diferentes: correr sobre los metatarsos, los talones o los pulpejos. Ninguna de ellas es perfecta; cada una tiene ventajas e inconvenientes.

Carrera sobre los metatarsos

Esta técnica se recomienda ante todo a principiantes y personas con sobrepeso, ya que el peso se reparte de forma equilibrada. Se ha de contactar con el canto medio externo del pie y luego con el talón hasta que todo el pie esté apoyado en el suelo. Entonces se vuelve a despegar tomando impulso final con el pulpejo del dedo gordo del pie. Esta técnica es ideal para terrenos planos.

Carrera sobre los talones

Corriendo sobre los talones, se apoya primero el canto exterior del talón y el pie baja contactando con la suela por completo sobre el suelo. Esta técnica se recomienda para correr cuesta abajo o cuando se quiere realizar un trayecto más largo. Debería cambiar de estilo si padece dolores en el talón, en el tobillo o en la columna vertebral.

Carrera sobre los pulpejos

En esta variante es el pulpejo el que contacta primero con el suelo. Después vienen el metatarso y el talón y entran brevemente en contacto con el suelo pa-

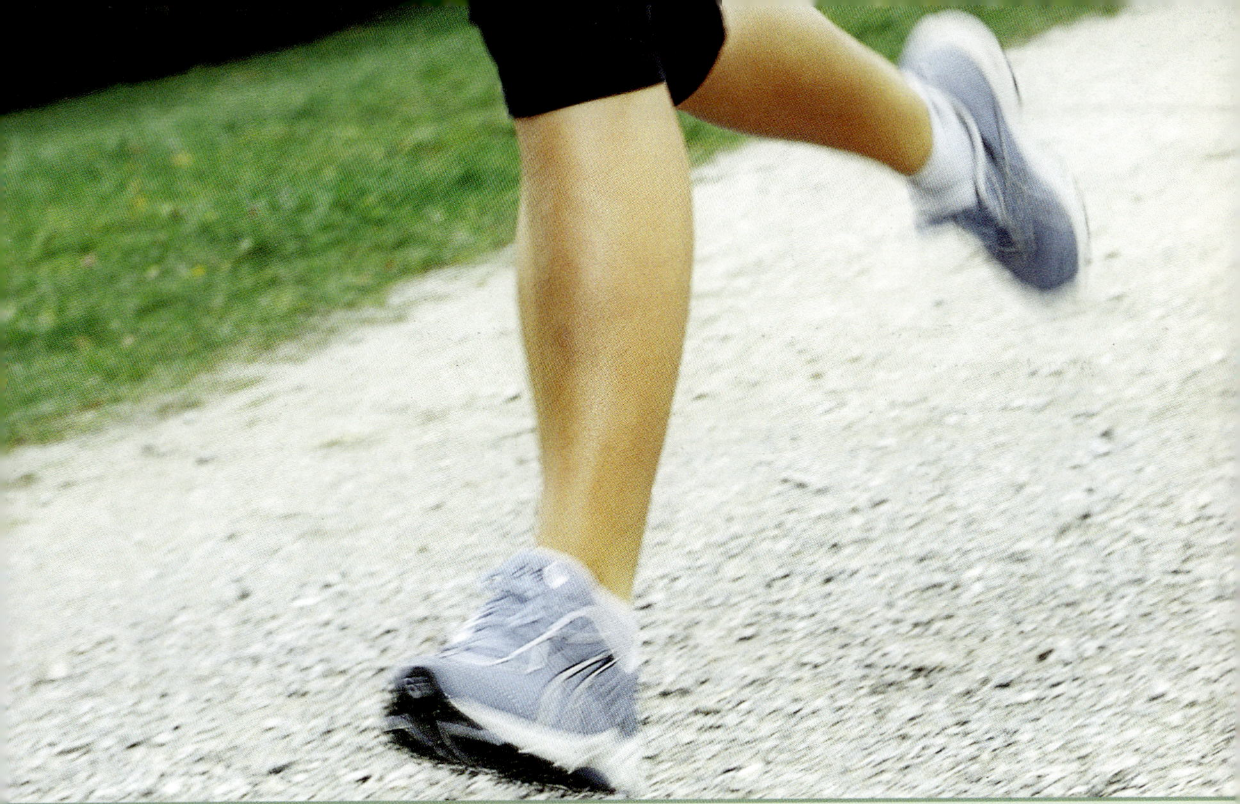

Ambos pies despegan brevemente del suelo durante la fase de vuelo de la carrera.

ra acabar de nuevo sobre el pulpejo. La carrera sobre los pulpejos es idónea para correr montaña arriba y es el favorito de los velocistas. Habiendo escogido la carrera suave que no busca la velocidad, será mejor inclinarse por una de las otras dos técnicas. También debería cambiar a otro estilo si padece de dolores en el tendón de Aquiles o en los gemelos.

Tronco y brazos

Igual que al caminar, ha de mantener el tronco recto cuando está corriendo. Los hombros relajados y ligeramente inclinados hacia atrás y abajo para mantener la espalda recta. Dirija la mirada hacia unos metros más adelante para no poner en tensión la región de nuca y hombros y para esquivar a tiempo los posibles obstáculos del camino.

Los brazos forman un ángulo de 90 grados y siguen suavemente el movimiento. No cierre las manos, déjelas ligeramente abiertas.

Programa de entrenamiento para la carrera suave

Para sacar el óptimo provecho de la carrera suave hay suficiente con tres sesiones de entrenamiento de 30 a 45 minutos. El programa presentado a continuación sirve tanto para principiantes como para avanzados.

1ª a 8ª semana

Durante las primeras ocho semanas ha de caminar y correr 30 minutos en cada sesión de entrenamiento. Incluyendo el *stretching*, llegará a unos 45 minutos. Durante las semanas 1 a 4 debe correr de dos a tres veces por semana, y a partir de la quinta semana, de tres a cuatro veces.

La frecuencia cardiaca debería alcanzar el 60-75% durante toda la fase de entrenamiento (tabla en página 49).

Procedimiento:

- Caliente caminando durante unos 5 minutos al inicio.
- Pase a un ligero trote y corra durante unos dos minutos, pero no vaya demasiado rápido.
- Vuelva a reducir la velocidad y camine durante un minuto.
- Ahora llegan los estiramientos (a partir de página 34). Vaya respirando profunda y tranquilamente. Estire la nuca y la espalda.
- Camine de nuevo durante 1 minuto.
- Acelere y corra durante 2 minutos.
- Camine durante 1 minuto.
- Corra durante 3 minutos.
- Camine durante 1 minuto.
- Corra durante 3 minutos.
- Camine durante 1 minuto a velocidad moderada levantando las manos por encima de la cabeza e inspirando profundamente con el vientre. Vuelva a bajar los brazos espirando largamente. Seguir respirando de forma natural elevando y bajando los brazos.
- Corra durante 4 minutos.
- Camine durante 1 minuto.
- Corra durante 2 minutos.
- Camine durante 4 minutos finales.
- Vuelva a estirar con fuerza: gemelos, muslos y cadera

INFORMACIÓN

PROGRAMA DE ENTRENAMIENTO DE *POWER WALKING*

Semana	**1-4**	**5-8**	**9-12**
Frecuencia cardiaca óptima (porcentaje en relación a las pulsaciones máximas)	60-75%	60-75%	75%
Tiempo de entrenamiento por sesión incluyendo los estiramientos (en minutos)	45	45	60
Sesiones por semana	2-3	3-4	3-5

9ª a 12ª Semana

En la 9ª semana debería correr a la velocidad suficiente de manera que sus pulsaciones estén durante todo el entrenamiento al 75% de la máxima frecuencia cardiaca (tabla en página 49). También el tiempo y la frecuencia de cada entrenamiento vuelven a aumentar: entrene cada semana entre tres y cinco veces. Incluyendo el *stretching*, llegará entonces a los 60 minutos por sesión. Es decir, alargará en 15 minutos su entrenamiento de correr y caminar.

Procedimiento:

- Caliente caminando durante unos 5 minutos al inicio.
- Corra durante 2 minutos.
- Camine durante 1 minuto.
- Corra durante 3 minutos.
- Camine durante 1 minuto.
- Ahora tocan los estiramientos (a partir de página 34):
- Pectorales
- Nuca
- Espalda
- Camine durante 1 minuto.
- Corra durante 2 minutos.
- Camine durante 1 minuto.
- Corra durante 3 minutos.
- Camine durante 1 minuto.
- Corra durante 4 minutos
- Camine durante 1 minuto.
- Corra durante 5 minutos
- Camine durante 1 minuto a velocidad moderada levantando las manos por encima de la cabeza e inspirando profundamente con el vientre. Vuelva a bajar los brazos espirando largamente. Siga respirando de forma natural elevando y bajando los brazos.
- Corra durante 5 minutos
- Camine durante 1 minuto.
- Corra durante 4 minutos
- Camine durante 4 minutos finales.
- Vuelva a estirar con fuerza: gemelos, muslos y cadera.

A partir de la 13ª semana

Intente mantener la condición física conseguida después de la semana 12ª. Invierta como mínimo tres sesiones por semana de una hora cada una o sustituya, de vez en cuanto, una sesión de caminar por una de carrera suave.

MEDIR EL TIEMPO

SUGERENCIA

Para realizar a tiempo los cambios entre caminar y correr y viceversa se ofrece el uso de un pulsímetro que también indica los tiempos.

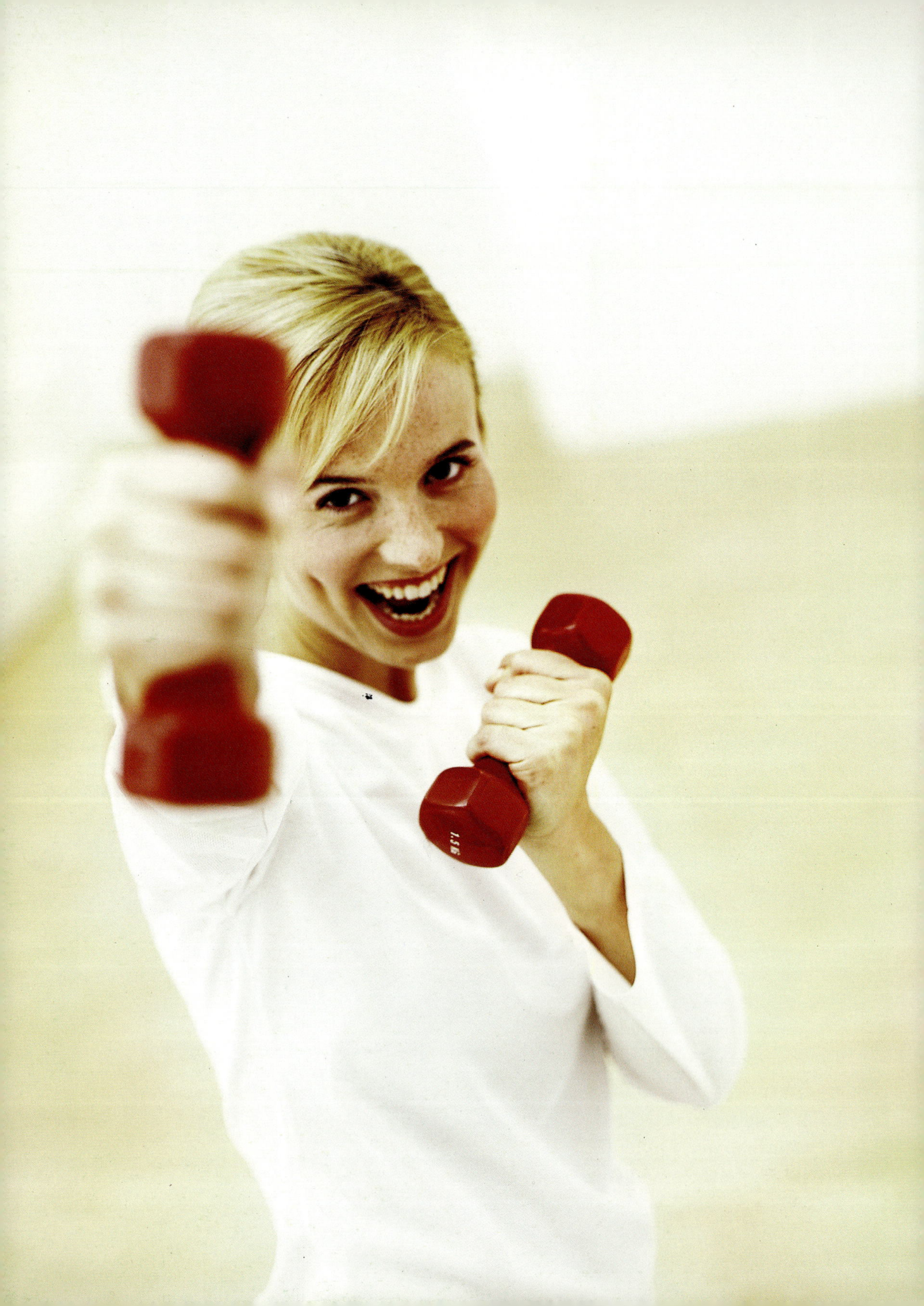

Caminar especial

En este capítulo encontrará tres programas de caminar adaptados a diferentes necesidades: en el caminar para modelar la figura habrá una caída del peso y la correspondiente práctica se ocupa del aumento de la musculatura. El caminar para el bienestar es una mezcla entre medición durante la carrera y bienestar al estilo asiático, la mejor manera de desconectar. El último programa está pensado para embarazadas y madres con bebés que quieren adaptar el caminar a su situación actual.

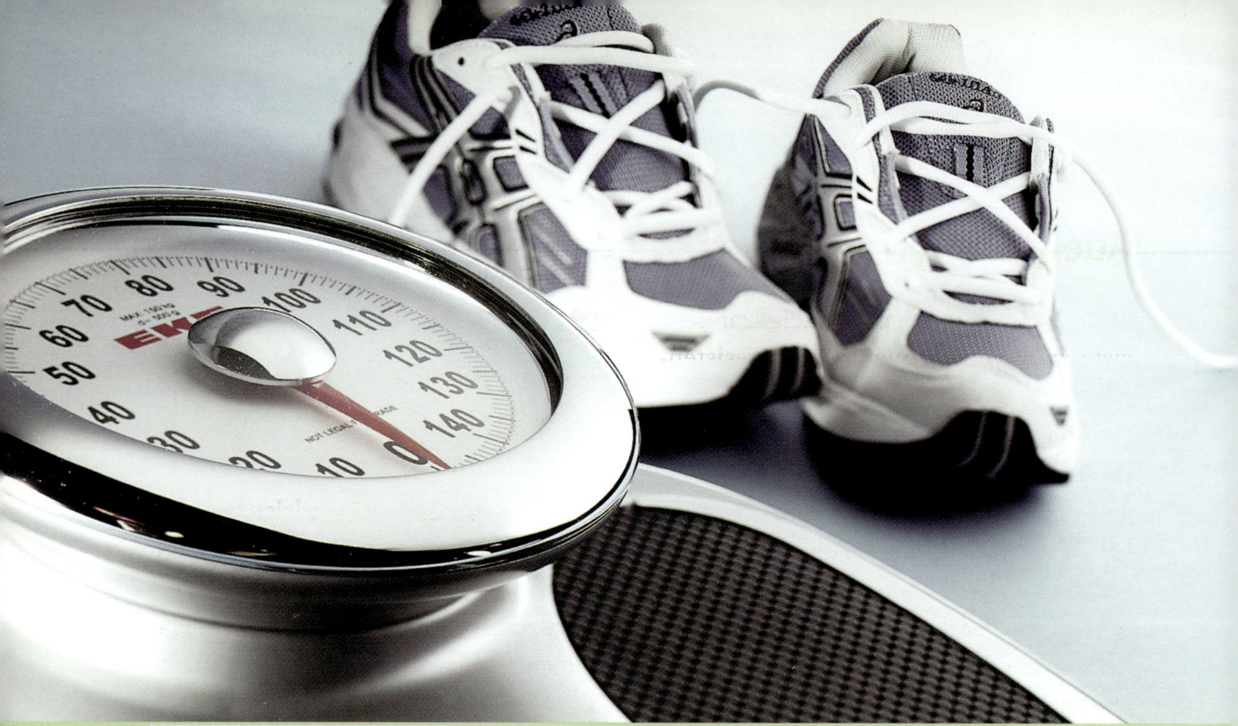

Caminar para modelar la figura

La máxima meta de este caminar es la mejora de la figura. Pero está claro que este entrenamiento también afecta positivamente a la salud y el bienestar, como cualquier forma de movimiento. Pero la combinación entre entrenamiento de la resistencia y ejercicios de fuerza es sencillamente lo mejor para adelgazar y enderezar la figura.

Olvídese de las dietas maravillosas y camine para modelar la figura. Porque si se mueve lo suficiente, activando sus depósitos de grasa y desarrollando su musculatura, los kilitos desaparecerán. Aunque esto será más lento comparado con una dieta extrema. Pero no se presentará el temido efecto de vaivén. Es evidente que una alimentación equilibrada también se ha de asegurar. Pero verá: siempre que se entrene de forma regular, su propio cuerpo le indicará lo que necesita en cada momento. Y esto suele ser fruta, verdura y otras «ligerezas».

Adelgazar a largo plazo

El mejor método para adelgazar consiste en el entrenamiento de la resistencia. Esto ocurre cuando se quema más energía. Y la única forma de adelgazar consiste en que el cuerpo gaste más energía, calorías, que la que ingiere. Además, sólo el entrenamiento regular de la resistencia logra que el cuerpo no busque la energía necesaria de las reservas en hidratos de carbono, de fácil disposición, sino que fuerce directamente los molestos depósitos de grasa.

El segundo secreto para una reducción duradera del peso consiste en el entrenamiento de la fuerza. Porque con mayor masa muscular también ha de gastar más energía, y la grasa sólo se puede quemar en la musculatura ¡y no sólo haciendo deporte! Debido al incremento del desgaste energético, su cuerpo también quema calorías cuando no está en movimiento. Luego, cada gramo de músculos constituye un importante paso hacia la figura de ensueño.

Modelar la figura

El caminar para modelar la figura es el programa idóneo, incluso si en el fondo está contento con su peso pero quiere enderezar un poco su silueta. El caminar a secas le pone en forma y le mantiene flexible y eficiente, pero con el correspondiente programa se proporciona firmeza a la musculatura para estirar la figura.

El diseño del entrenamiento

En el caminar para modelar la figura no sólo se trata de quemar la mayor cantidad posible de reservas de grasa a través del entrenamiento de la resistencia. Paralelamente, se ha de desarrollar la musculatura. Porque los músculos no sólo forman el cuerpo, sino que también gastan energía adicional. Por ello ha de realizar en cada sesión de caminar un programa completo de prácticas para entrenar las importantes regiones musculares. En función de la meta que se proponga, entrenará más o menos veces. Si quiere adelgazar muchos kilos, debería salir a caminar cinco veces por semana y realizar el programa completo tres veces. Si sólo quiere enderezar su figura hay suficiente con tres entrenamientos por semana consistentes en caminar y realizar todos los ejercicios.

En ambos casos es importante que su cuerpo pueda recuperarse lo suficiente de la nueva carga muscular. Por ello debería intercalar, como mínimo, un día entre cada dos sesiones completas que puede dedicar a sólo caminar o a pausar por completo. Porque el pasarse puede resultar contraproducente: si el cuerpo no se puede regenerar, le faltará tiempo para volver a llenar sus depósitos energéticos. Las consecuencias serán una bajada del rendimiento y desgana. El organismo se habrá acostumbrado a las nuevas tareas después de unas seis semanas y podrá aumentar el volumen hasta cinco sesiones de entrenamiento por semana.

¿Ha logrado su meta? ¿Ha perdido kilos? ¿Ha enderezado su figura? No cometa ahora el error de dejar el caminar para modelar su figura. No hará falta entrenar tantas veces por semana como hasta ahora, pero para perpetrar el éxito tendrá que realizar dos sesiones de caminar por semana con posterior programa de ejercicios.

El programa de entrenamiento

No existe razón alguna para preocuparse de un desarrollo excesivo de masa muscular. Porque los ejercicios ligeros desarrollan suavemente el cuerpo y enderezan a la vez el tejido. Además se adaptan justamente a las «zonas problemáticas» típicas de la mujer. Aun así, debería tener en cuenta las señales de su cuerpo. Si alguno de los ejercicios le sobrepasa o no le va bien, pase sencillamente de él y siga con el siguiente. Más adelante puede volver a probar a ver si le sale mejor.

Para el entrenamiento de la fuerza no se trata de levantar pesas sin pensar, sino de saber el porqué de cada ejercicio. Si quiere evitar un gran volumen muscular y si pretende en primer lugar enderezar sus músculos, debería entrenar a una intensidad baja o mediana pero con muchas repeticiones. Es decir, no debe acabar exhausto. Siempre debe trabajar a una intensidad que le permita tener la sensación de poder llegar aún un poco más lejos.

INFORMACIÓN

PROGRAMA DE ENTRENAMIENTO DE CAMINAR PARA MODELAR LA FIGURA Y ADELGAZAR

Semana	**1-5**	**a partir de la 6ª**
Frecuencia cardiaca óptima (porcentaje de las pulsaciones máximas)	60-70%	60-70%
Tiempo de entrenamiento por sesión de caminar (en minutos)	45	45-60
Sesiones de caminar por semana	5	5
Tiempo de entrenamiento del programa de ejercicios por sesión incluyendo los estiramientos (en minutos)	45	45
Sesiones del programa de ejercicios por semana	3	3-5

La frecuencia con la que trabaja un grupo muscular dependerá de su propio nivel de condición física.

> Los principiantes empiezan con uno o dos sets de 15 repeticiones cada uno.

> Las personas avanzadas aumentan a tres o cuatro sets con 15 a 20 repeticiones por set.

Después de cada set, debe descansar durante un minuto para que se recupere la región muscular trabajada.

Muy importante: en los ejercicios donde se entrena el lado derecho separado del lado izquierdo ha de realizar siempre primero todos los sets de un lado antes de pasar al otro lado.

Primero caminar y después viene el entrenamiento de la fuerza

Seguro que resultaría más variado si intercaláramos los diferentes ejercicios de fuerza en la sesión de caminar. Pero para estimular al máximo la quema de grasas resulta mejor caminar primero y continuar después con el programa de ejercicios. Si el tiempo acompaña, puede realizar los ejercicios también al aire libre. Aunque esto no será factible en cualquier época del año, ya que en algunos ejercicios se tendrá que tumbar sobre el suelo o sobre un banco. También puede esperar hasta llegar a casa para empezar con el programa. Pero sólo puede parar algunos minutos antes de seguir, por ejemplo para quitarse la chaqueta o los zapatos, para no tener que calentar de nuevo. Si por alguna razón se alarga el tiempo, corra durante cinco minutos sin moverse del sitio o baile al ritmo de su música preferida antes de empezar con los ejercicios.

¡Respire correctamente!

Uno de los errores más frecuentes que se comete en los entrenamientos consiste en respirar de forma incorrecta. A menudo, cuando el esfuerzo es considerable,

INFORMACIÓN

PROGRAMA DE ENTRENAMIENTO DE CAMINAR PARA MODELAR LA FIGURA Y ADELGAZAR

Semana	1-5	a partir de la 6ª
Frecuencia cardiaca óptima (porcentaje de las pulsaciones máximas)	60-70%	60-70%
Tiempo de entrenamiento por sesión de caminar (en minutos)	30-45	30-45
Sesiones de caminar por semana	3	5
Tiempo de entrenamiento del programa de ejercicios por sesión incluyendo los estiramientos (en minutos)	45	45
Sesiones del programa de ejercicios por semana	3	3-5

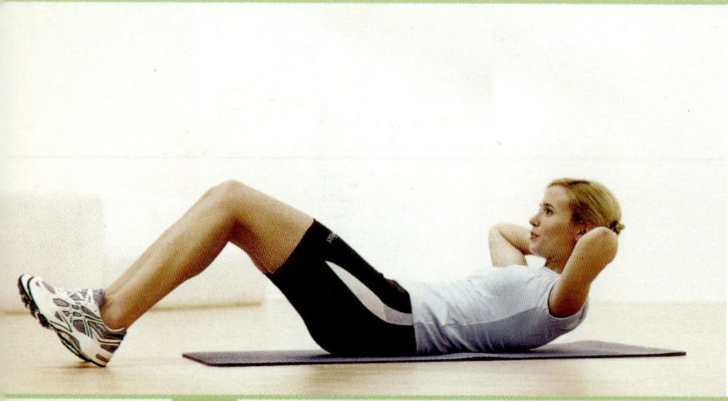

1 15 veces / 2 sets

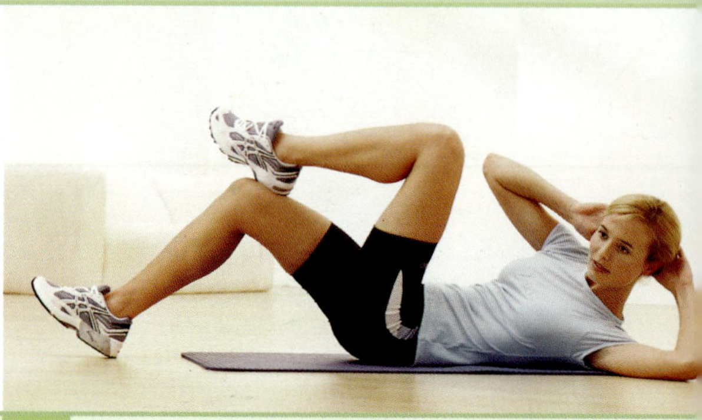

2 15 veces / 2 sets

solemos retener el aire. Pero esto es un gran error. En los ejercicios de fuerza debe espirar cuando efectúa un esfuerzo (es decir, contraer la musculatura) y volver a inspirar al relajar los músculos. Nos puede ayudar hacer un poco de ruido al espirar a través de la boca para ser más consciente de la respiración.

Los mejores ejercicios de fuerza

Con los siguientes ejercicios podrá entrenar todos los grupos musculares importantes desde la cabeza hasta los pies.

Músculo recto anterior del abdomen

> Estírese sobre la espalda, doble las rodillas y eleve las puntas de los dedos de los pies. Sujete la nuca con sus manos, los codos están bien separados lateralmente. Contraiga la musculatura abdominal y presione con la zona lumbar contra el suelo.

> Inspire, enrolle el tronco sin coger impulso, desde las vértebras lumbares hasta los dorsales y espire. 1

> Mantenga la tensión durante un par de segundos y vuelva a bajar el tronco lentamente en el orden inverso. Vuelva a inspirar durante la bajada.

Músculos oblicuos del abdomen

> Vuelva a la posición inicial del entrenamiento para el músculo recto anterior del abdomen. Apoye su pie izquierdo sobre el muslo derecho. Encoja el vientre y vuelva a presionar con la parte baja de la espalda contra el suelo. Inspire.

> Lleve el hombro derecho lentamente hacia la rodilla izquierda. Los codos siguen estando separados lateralmente. Espire durante la ejecución. 2

> Mantenga la tensión durante unos instantes y vuelva atrás. Inspire.

> Después de haber realizado los diferentes sets, cambie de costado.

Para relajarse: después de entrenar los abdominales, estírese sobre la espalda y realice círculos con la mano por encima del ombligo y en el sentido de las agujas del reloj, con el fin de relajar la musculatura y prevenir las agujetas.

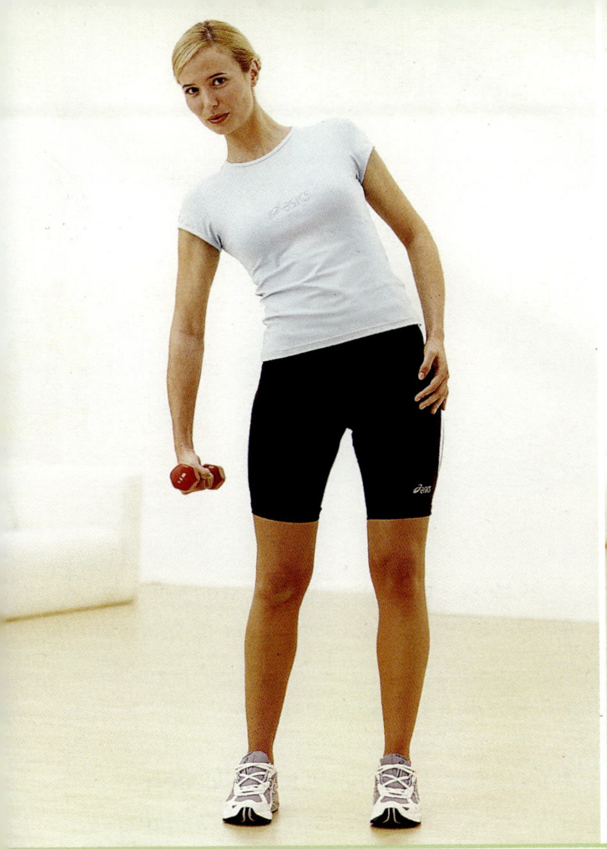

3 **15 veces / 2 sets**

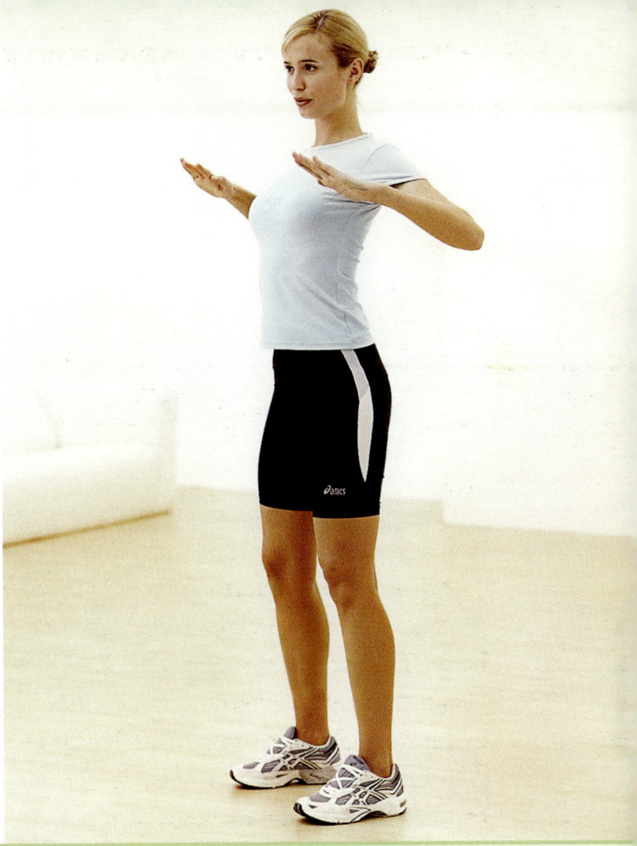

4 **15 veces / 2 sets**

Cintura

› Póngase de pie, con las piernas separadas sin sobrepasar la anchura de los hombros. Inspire.

› Incline el tronco hacia la derecha y deslice la mano derecha al lado de la pierna hacia abajo hasta donde pueda llegar pero sin doblar el tronco hacia delante. Si lo quiere hacer con mayor intensidad, puede sujetar con la mano unas mancuernas de un kilo o una botella de plástico llena de agua. Espire. 3

› Vuelva a enderezarse sin tomar impulso e inspire.

› Cambie de costado, después de realizar los sets correspondientes.

Importante: para entrenar su abdomen, siempre debe haber reforzado su espalda con el fin de evitar dolores de espalda.

Parte superior de la espalda

› Flexione los brazos lateralmente a la altura de los hombros: las palmas de las manos indican hacia abajo, las puntas de los dedos hacia delante. Tense la musculatura de las nalgas y del abdomen. Inspire.

› Empuje los brazos unos cinco a diez centímetros hacia atrás y abajo, sin tensar los hombros. Espire. 4

› Vuelva con los brazos hacia delante. Inspire.

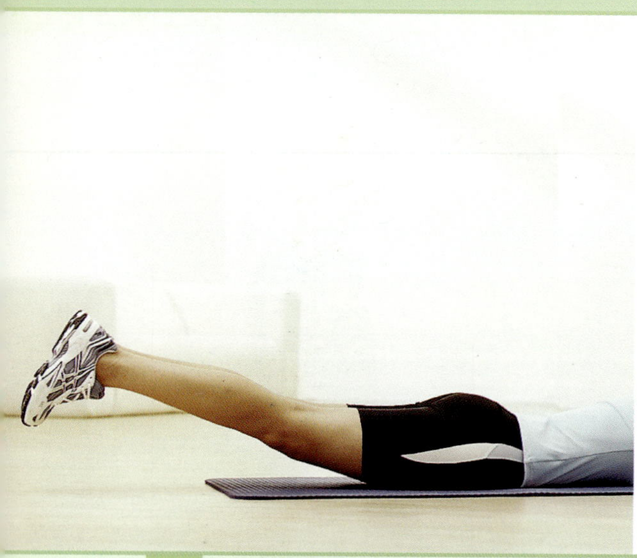

5 15 veces / 2 sets

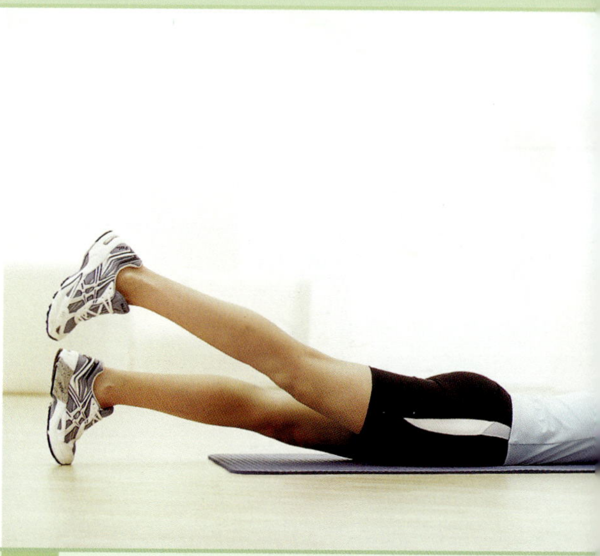

6 15 veces / 2 sets

Parte inferior de la espalda

› Túmbese sobre el vientre apoyando la frente sobre los antebrazos que se colocan uno encima del otro. Coloque las puntas de los dedos de los pies sobre el suelo, tense las nalgas y presione con el vientre sobre la superficie. Inspire.

› Eleve ambos pies unos centímetros del suelo y presiónelos uno contra el otro. **5**

› Mantenga la tensión durante unos cinco segundos y espire. Vuelva a bajar los pies, pero sin llegar a apoyarlos, e inspire.

Nalgas

› Manténgase tumbado sobre el vientre. Apoye los dedos de los pies sobre el suelo, tensione la musculatura de nalgas y abdominal e inspire.

› Levante lentamente la pierna derecha sin flexionarla. Espire. **6**

› Vuelva a bajar la pierna sin llegar a tocar el suelo con los dedos del pie. Inspire.

› Cambie de costado una vez realizados los sets correspondientes.

Importante: para no arquear la espalda durante el ejercicio de nalgas, puede colocar una toalla enrollada por debajo de su vientre.

Cara anterior del muslo

› Póngase de pie con las piernas separadas sin superar la anchura de los hombros. Coloque sus manos sobre los muslos. Inspire.

› Desplace las nalgas lentamente hacia atrás y abajo como si quisiera sentarse en una silla. La espalda se mantiene recta, cabeza y columna vertebral forman una línea recta. Espire. **7**

› Vuelva lentamente hasta la posición inicial e inspire mientras lo haga.

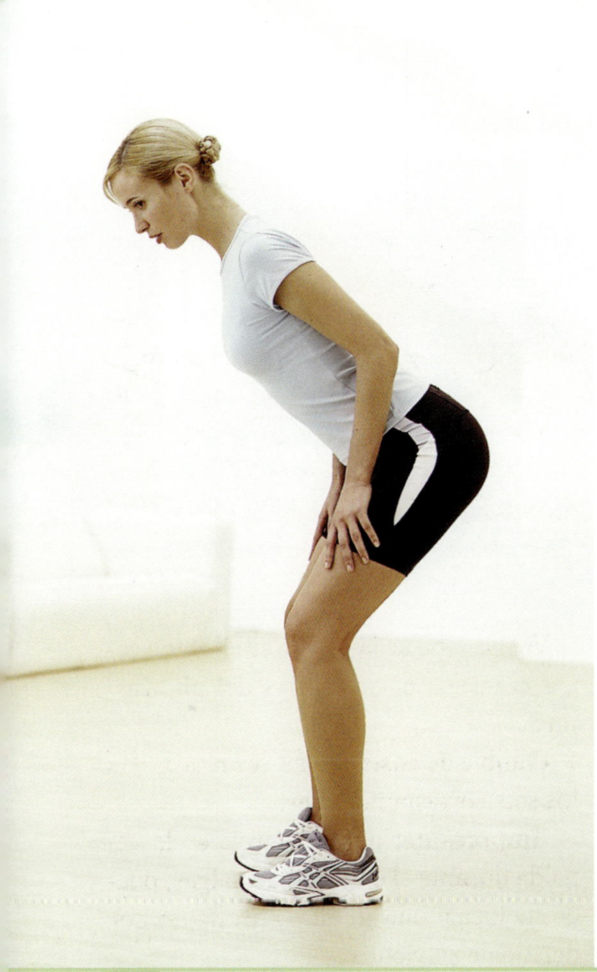

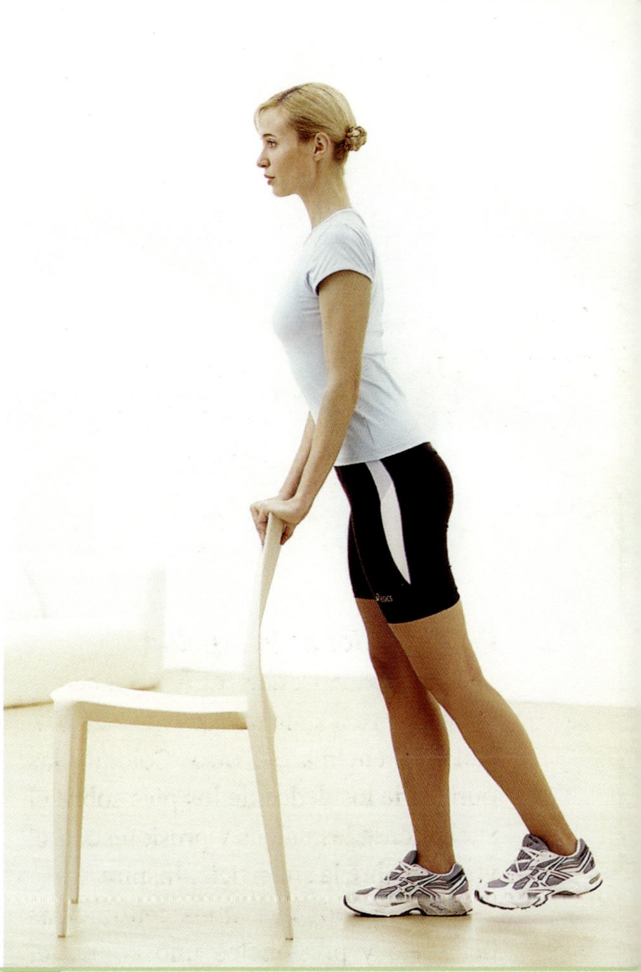

7 15 veces / 2 sets

8 15 veces / 2 sets

Importante: no baje las nalgas demasiado. El ángulo entre pierna y muslo ha de ser de 90 grados, como mínimo, para no cargar demasiado la articulación de la rodilla.

Cara posterior del muslo

> Póngase de pie por detrás de una silla y sujétese con ambas manos en el respaldo. Desplace el tronco ligeramente hacia delante manteniendo la espalda recta para evitar un arqueo de la misma. Inspire.

> Estire la pierna izquierda recta hacia atrás y elévela unos 20 centímetros hacia arriba. Doble las puntas de los pies hacia arriba y espire. 8

> Vuelva a bajar el pie sin llegar a tocar el suelo. Inspire.

> Cambie de costado, una vez realizados los sets correspondientes.

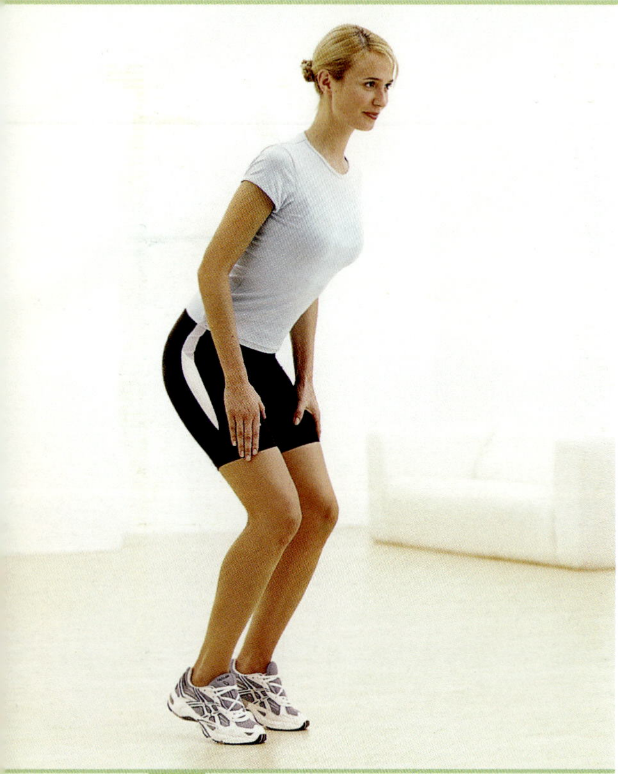

5 15 veces / 2 sets

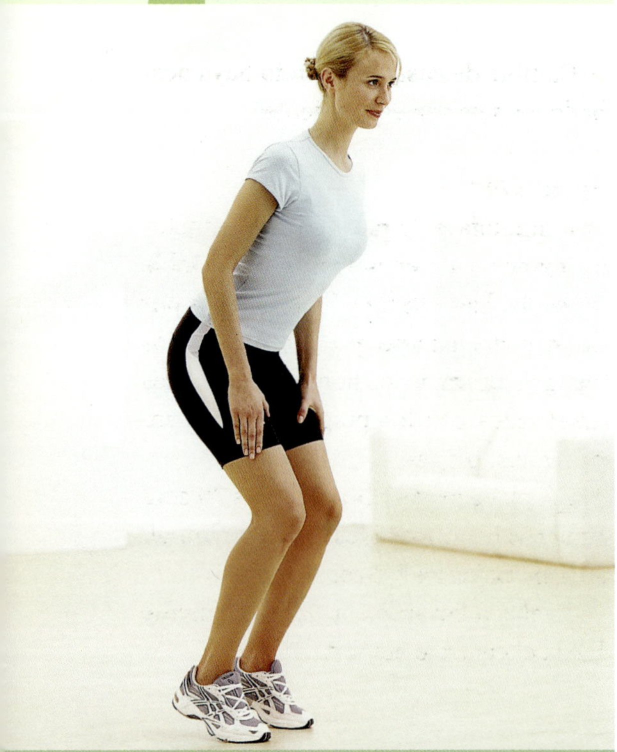

5 15 veces / 2 sets

Gemelos

› Póngase de pie con las piernas separadas sin superar la anchura de los hombros. Flexione las rodillas ligeramente y apoye las manos sobre los muslos. Inspire.

› Eleve los talones del suelo, sin tomar impulso, y cuente hasta cinco. Espire. 9

› Vuelva a bajar los talones lentamente sin llegar a tocar el suelo. Inspire.

Hombros

› Póngase de pie. Las piernas están separadas sin superar la anchura de los hombros, las rodillas ligeramente separadas. Cada mano sujeta una mancuerna de un kilo o una botella de plástico llena de un litro. Fije los hombros lateralmente contra el tronco formando un ángulo recto con los antebrazos que indican hacia delante, los dorsos de las manos miran hacia los lados.

› Eleve ahora los brazos angulados hacia arriba hasta la altura de los hombros. Espire. 10

› Vuelva a bajar lentamente los brazos sin llegar a tocar el tronco con los brazos. Inspire.

Bíceps

› Mantenga la posición básica y gire los antebrazos de manera que las palmas de las manos miren hacia arriba. Inspire.

› Eleve los antebrazos sin tomar impulso hacia arriba hasta que el ángulo entre brazo y antebrazo se haya reducido a 45 grados. Espire. 11

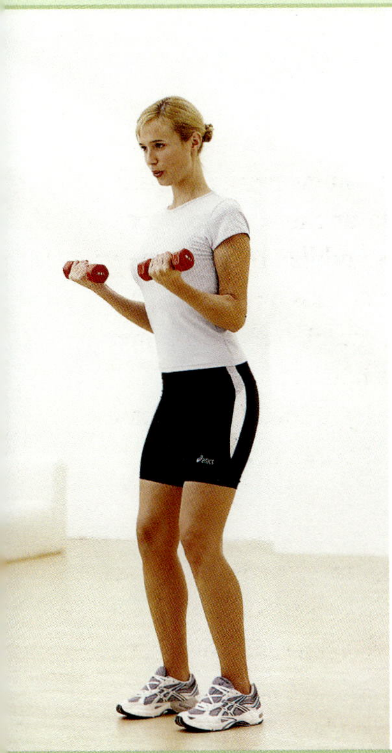

11 15 veces / 2 sets

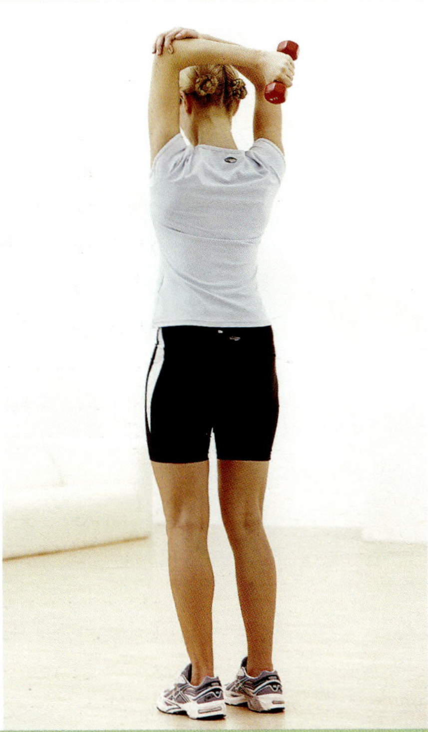

12 15 veces / 2 sets

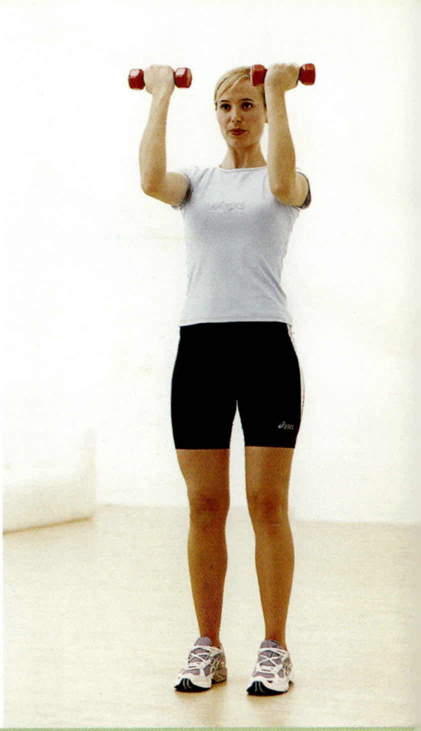

13 15 veces / 2 sets

› Vuelva a bajar los brazos lentamente. Inspire.

Tríceps

› Mantenga la posición básica. La mano sujeta una mancuerna de un kilo. Doble el brazo izquierdo y levántela hacia arriba por detrás de la cabeza. El hombro se sitúa al lado de la cabeza. Sujete el brazo con su mano derecha a la altura del codo. Inspire. 12

› Extienda el antebrazo lentamente hacia el techo sin mover el brazo. No acabe de extender el codo por completo y espire.

› Vuelva a bajar lentamente el antebrazo e inspire.

› Cambie de costado cuando haya acabado los sets correspondientes.

Pectorales

› Manténgase de pie y vuelva a sujetar las mancuernas en ambas manos. Doble los codos hasta llegar a los 90 grados por delante del cuerpo y eleve los brazos hasta la altura de los hombros. Junte los antebrazos con los pulgares hacia ambos lados. Inspire.

› Desplace los antebrazos unos 20 centímetros hacia los lados sin coger impulso y sin bajar los brazos. Espire 13

› Vuelva a llevar los brazos lentamente hacia el centro e inspire.

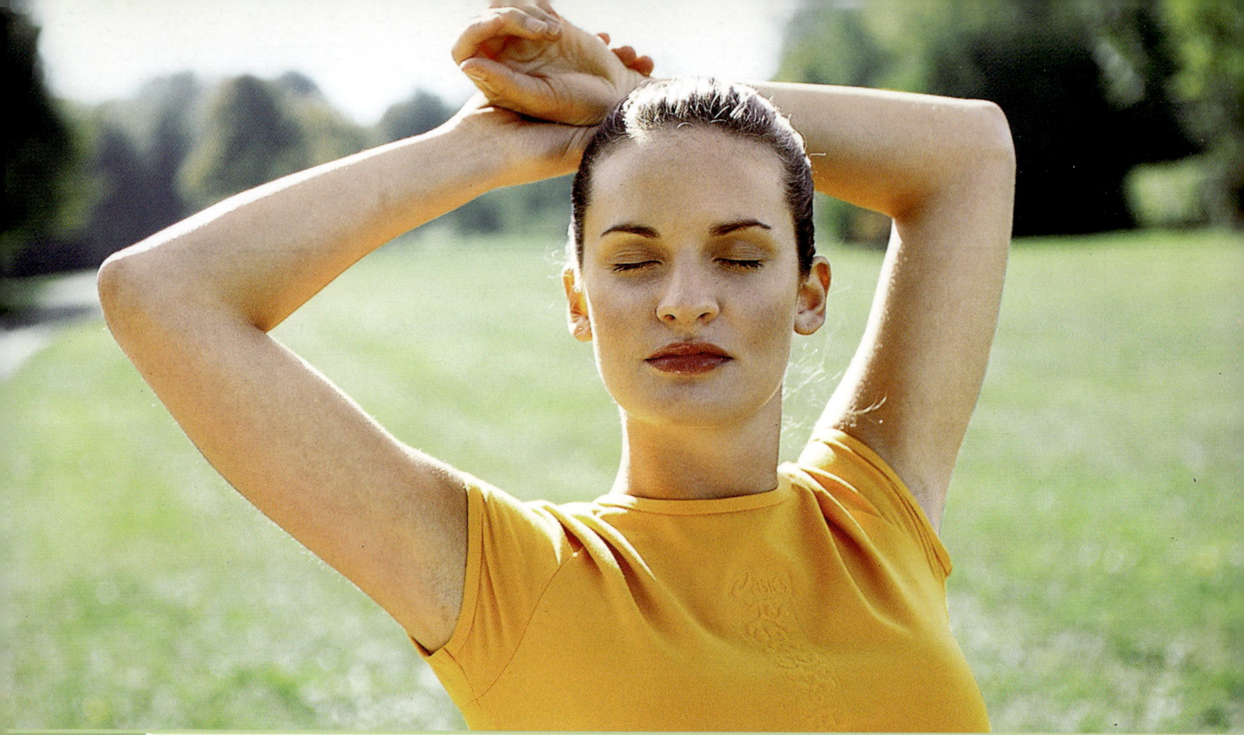

Caminar y bienestar

El movimiento nos mantiene jóvenes y en forma. Practicando deporte con regularidad se sentirá fuerte, seguro de sí mismo y contento. Aguantará mejor las cargas cotidianas y sufrirá menos de estrés y estados de fatiga. Resumiendo: se sentirá mejor en su cuerpo.

Si además le importa mucho el factor de ocio y bienestar en su práctica deportiva, el programa de caminar y bienestar será idóneo para usted. En ella se combinan el caminar suave con la meditación y métodos orientales de relajación como el Qi Gong y el Yoga que le darán fuerza. Después de una de estas sesiones de entrenamiento se sentirá lleno de energía, como vuelto a nacer.

Los movimientos del caminar y bienestar son rítmicos y armónicos. Fluyen entre sí y le transmiten de esta manera la sensación de unión entre cuerpo, mente y alma.

Bienestar asiático

Además del caminar suave, los ejercicios procedentes del Qi Gong y del Yoga se encargan de reducir la presión y el estrés y le ayudarán a encontrar calma y equilibrio internos.

El Qi Gong es una ciencia motriz china de 5.000 años de edad. Ayuda a reforzar el Qi, la energía vital que fluye a través del cuerpo por determinadas vías, los meridianos. Con movimientos lentos y fluidos, concentración y respiración consciente se disuelven bloqueos internos con el fin de facilitar el libre flujo energético. El Qi Gong ayuda en situaciones de estrés, abatimiento, molestias en la espalda y problemas cardiovasculares. También el Yoga es mucho más que un entrenamiento de movimientos. Influye positivamente en los órganos internos, la respiración, el latido del corazón y en la presión sanguínea y reduce las hormonas del estrés en la sangre.

La combinación entre caminar, Qi Gong y Yoga promete un bienestar en su estado puro.

Programa de entrenamiento

Para el caminar y bienestar no existen indicaciones exactas de tiempos. Los principiantes en el caminar tendrán que caminar al principio más que los avanzados para entrar en un estado relajado y de meditación. Las pulsaciones y la velocidad sólo tienen una importancia relativa. Es más importante respirar con atención y percibir conscientemente el propio cuerpo mientras caminamos de forma rítmica.

Céntrese en estos momentos en sí mismo y en las energías vitales que fluyen a través de su cuerpo. Para llegar a conseguir estos efectos debería reservarse de una a dos horas de su tiempo para el programa completo. Porque los ejercicios de Qi Gong y de Yoga se han de realizar de forma tranquila y consciente. Es mejor saltarse algunos de los ejercicios que realizarlos de manera excesivamente rápida. Al no actuar así, la relajación deseada se pierde rápidamente.

Pero en el sentido contrario no hay ningún límite: puede repetir los ejercicios tantas veces como le vaya bien y le complazca.

SUGERENCIA

VIVIR LA NATURALEZA

El caminar es especialmente agradable cuando se sale a caminar a la hora de la salida o la puesta del sol, para disfrutar de las horas tempranas de la mañana o las últimas de la tarde. Percibirá cómo despierta el día o como un día ajetreado vuelve a su calma.

Caminar suave: 1ª etapa

Busque un entorno tranquilo sin ruido, prisas ni tráfico de coches. Fíjese en el programa. Concéntrese en sí mismo, respire hondo.

> Relaje sus hombros y movilice pies y espalda (a partir de página 31). Mientras esté haciendo los ejercicios de distensión debe buscar movimientos suaves, fluidos y armónicos.

> Empiece a caminar lentamente. Su postura es enderezada y cómoda. Su cuerpo está relajado. Su mente está tranquila. Sólo se concentra en el caminar. Aumente la velocidad hasta un nivel agradable para usted.

> Sienta como el aire penetra en su cuerpo, como se concentra primero y como fluye después hacia todas las regiones de su cuerpo. La espiración moviliza su energía vital: se abre y purifica su interior. Sus respiraciones se vuelven entonces cada vez más profundas.

> Será capaz de disolver tensiones con su respiración. Diríjala hacia los sitios necesarios. Respire «hacia el brazo» o «hacia el estómago». Note como los bloqueos energéticos se disuelven y como fluye la nueva energía.

> Concéntrese en los movimientos rítmicos de caminar. Sienta como se extiende una agradable pesadez por todas sus extremidades. El peso llega a sus pies. ¡Perciba el suelo! De ahí fluyen nuevas fuerzas hacia su cuerpo.

> Únase lentamente con su entorno. Abra sus sentidos hacia todos los lados. En cada inspiración su entorno vivo fluye hacia su interior. Se siente como una pequeña parte de una maravillosa totalidad universal. Seguridad y relajación se extienden en su interior. Se siente como una gota dentro del río de la vida. Disfrute estos momentos de felicidad.

> Interrumpa entonces su caminar y bienestar para realizar unos ejercicios de Qi Gong.

INFORMACIÓN

PROGRAMA DE ENTRENAMIENTO PARA CAMINAR Y BIENESTAR

Tiempo de caminar 1	20-40 minutos
Qi Gong	10-20 minutos
Tiempo de caminar 2	20-40 minutos
Yoga	10-20 minutos
Frecuencia cardiaca óptima para caminar	60-75% porcentaje de las pulsaciones máximas
Sesiones por semana	3-5

Qi Gong

Posición fundamental

› Póngase de pie de forma firme y tranquilo con las piernas ligeramente abiertas y no del todo estiradas. Doble la pelvis un poco hacia delante. Los brazos caen sueltos por los costados.

› Levante ahora los brazos ligeramente como si quisiera enganchar un cojín por debajo de cada axila. Gire las manos, que están ligeramente ahuecadas, de manera que las puntas de los dedos estén enfocadas entre sí como si hubiera un lazo invisible entre ellas. 1

› Estire la cabeza hacia arriba como si estuviera ligado a una cuerda invisible hacia el cielo. Respire durante un minuto de forma profunda y concentrada. Empiece entonces con los ejercicios.

Volver a la calma

› Mantenga la posición fundamental. Lleve las manos por delante de la pelvis como si quisiera sujetar una fuente. Las puntas de los dedos se enfocan entre sí.

› Durante la inspiración, lleve los brazos hacia arriba, por delante del cuerpo, sin elevar los hombros. 2

› Gire las palmas de las manos hacia abajo, a la altura de los ojos y empuje con las manos lentamente hacia abajo. Espire durante este movimiento de forma profunda y lenta. 3

› Repita el ejercicio un total de cuatro veces, como mínimo.

1

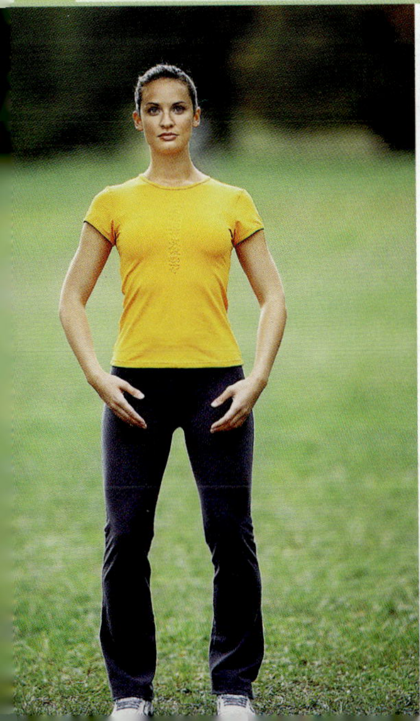

2 4 repeticiones

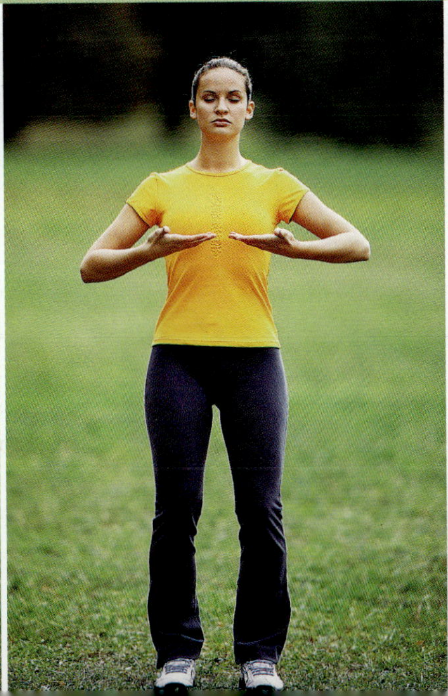

3 4 repeticiones

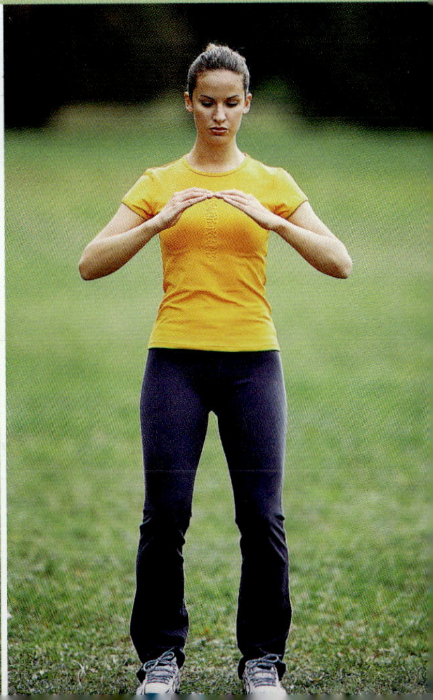

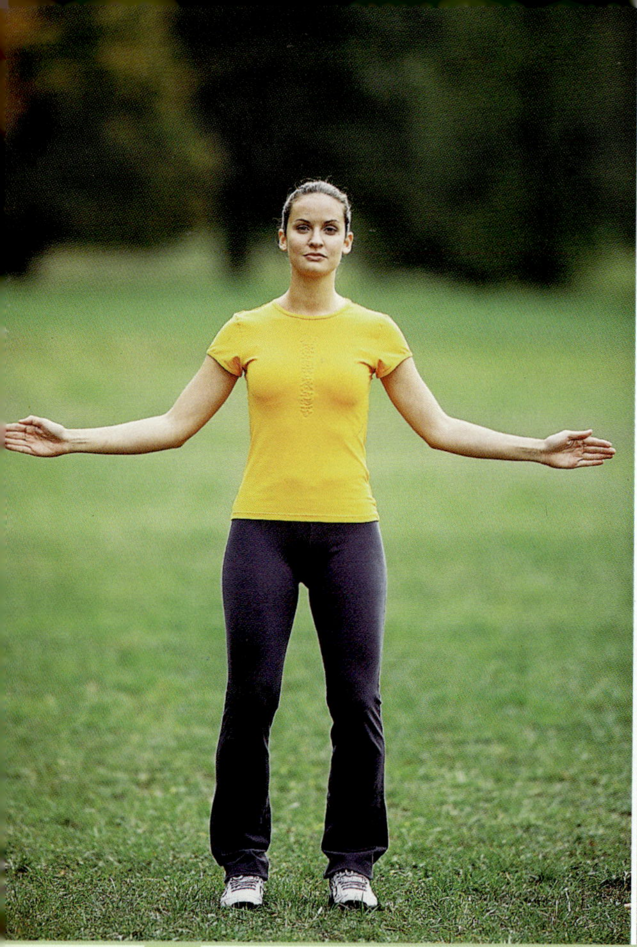

4 3 repeticiones

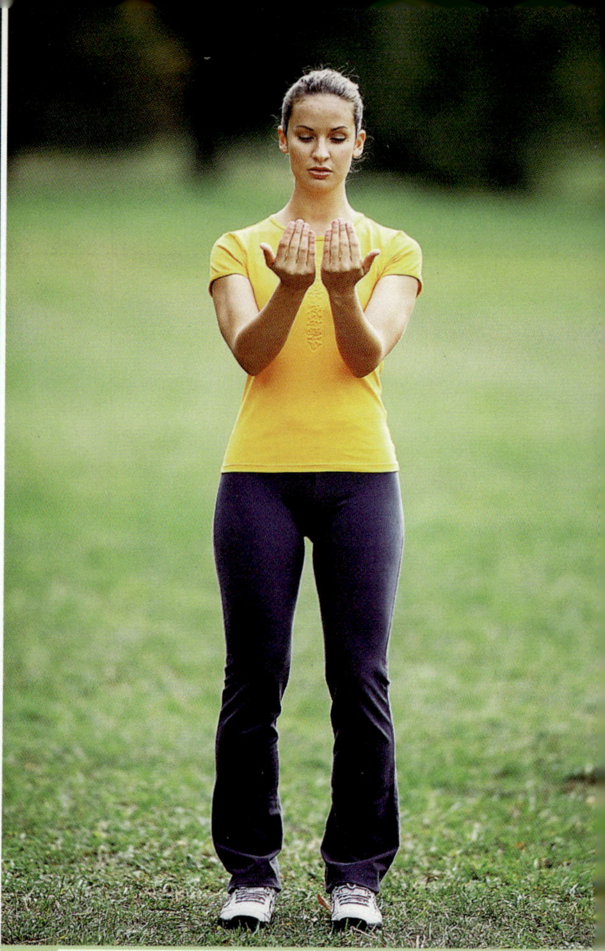

5 3 repeticiones

Tocar el cielo

› Vuelva a llevar las manos hasta la posición inicial. Levántelos entonces lateralmente. Cuando los brazos lleguen a un ángulo de 30 grados con el cuerpo, gire las manos con un gesto fluido de manera que acaben mirando hacia delante. 4

› Siga levantando los brazos hasta la altura de la cabeza. Vuelva a girar las manos hasta que las palmas miren hacia atrás y los pulgares hacia fuera.

› Vuelva a bajar los brazos lentamente por delante del cuerpo como si llevara una fuente entre ambas. 5

› Repita el ejercicio tres veces.

Saltarse la rutina

› Vuelva a la posición inicial. Efectúe un paso grande con la pierna izquierda hacia delante y traslade su peso sobre la pierna izquierda. Flexione paralelamente los brazos ligeramente angulados un poco hacia atrás.

› Empuje entonces los brazos hacia delante, con las manos levantadas. Las palmas de las manos también indican hacia delante como si empujaran una carga. Siga en todo el gesto la línea formada por

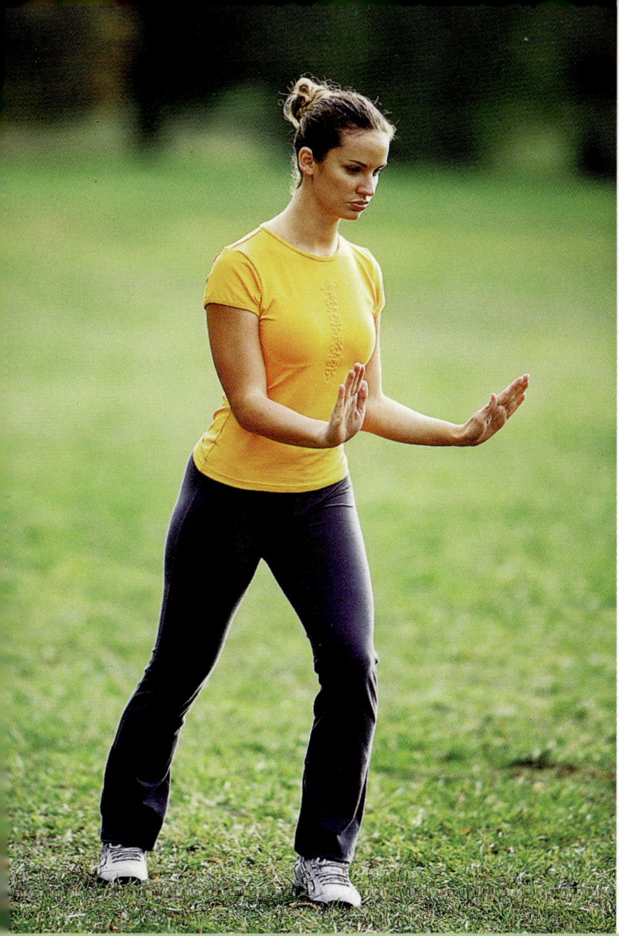

6 2 repeticiones

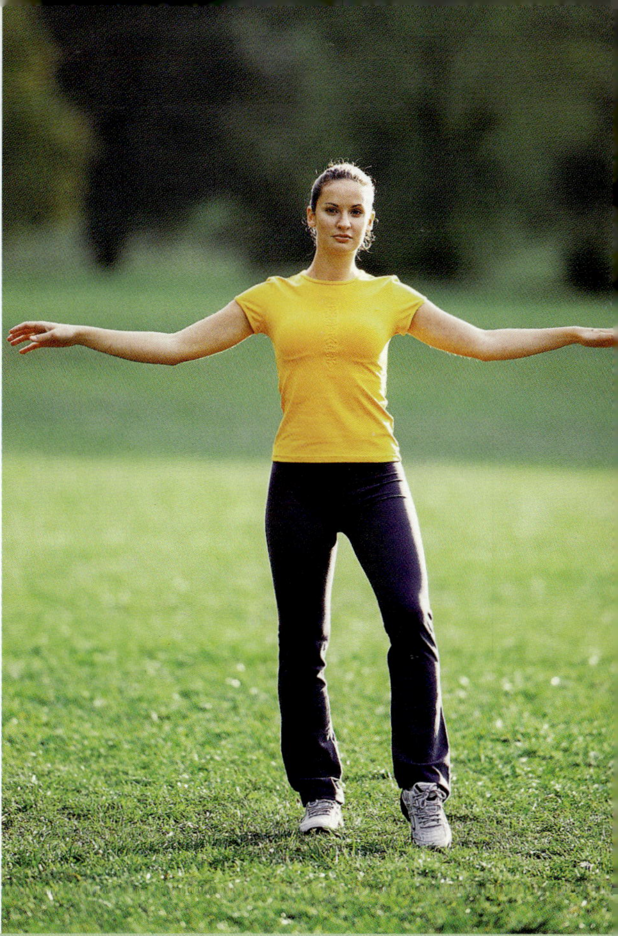

7 2 repeticiones

su pierna. No se debe girar y no extienda los brazos por completo. 6

> Gire lentamente las palmas de las manos de nuevo hacia su cuerpo. Retrase a la vez también la pierna y vuelva a la posición inicial.

> Cambie de pierna y realice el ejercicio por el otro lado.

> Repita el ejercicio como mínimo dos veces en cada lado.

Abrir las alas

> Efectúe un paso hacia delante con su pierna izquierda, partiendo desde la posición inicial. Apoye solamente el pulpejo y lleve su peso sobre la pierna derecha.

> Cruce las manos por delante de su vientre y abra los brazos lentamente hasta la altura de los hombros como si fueran alas. No extienda los codos del todo.

> «Planee» con ligeros movimientos redondos por el aire sin mover el tronco. 7 Sienta conscientemente el bienestar producido por el ejercicio.

> Repita el ejercicio como mínimo dos veces por costado

Ejercicio final de Qi Gong

> Describa con ambas manos planas cuatro círculos sobre la zona de los riñones.

> Lleve las manos fijas sobre el cuerpo hacia delante y depositelas unos instantes por debajo del ombligo. Respire profundamente.

Caminar suave: 2ª etapa

Vuelva a caminar lentamente. Acelere la velocidad según sus necesidades y camine como durante la primera etapa (página 106).

8

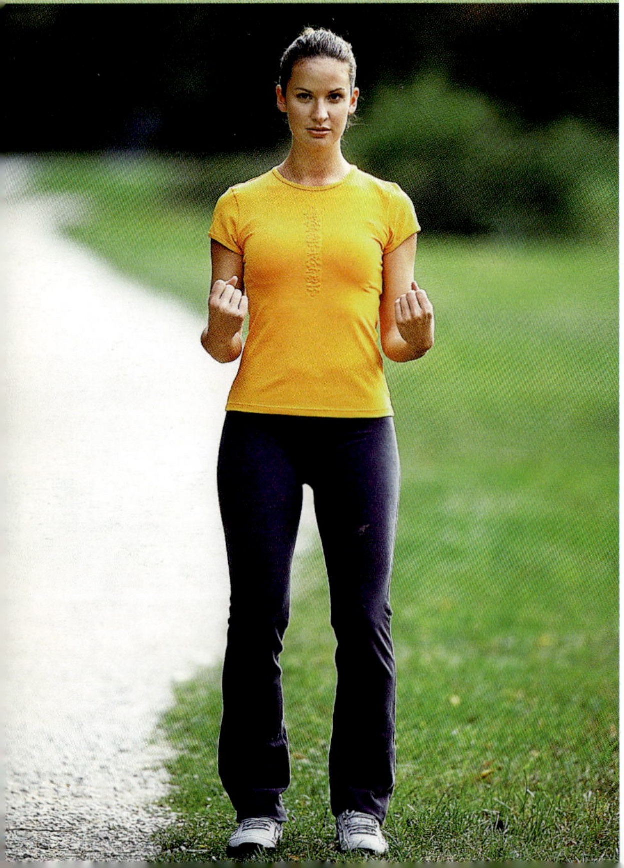

Reduzca al final de la etapa poco a poco la velocidad hasta acabar parado. Adopte una posición firme y tranquila. El peso del cuerpo desciende hasta los pies que se unen a la tierra como las raíces de un árbol. A través de sus pies entra fuerza procedente del suelo en su cuerpo. Realice entonces el siguiente ejercicio:

Restitución

La restitución hace que se encuentre durante todo el día relajado, despejado y tranquilo. No lo haga si quiere irse a dormir después del programa.

> Cierre las manos, tense fuertemente los brazos y llévelos varias veces con un fuerte impulso hacia el cuerpo. 8

> Respire entonces varias veces profundamente, marcando la respiración. Relaje todas las extremidades y mire a su alrededor de forma atenta.

Yoga

De vuelta a casa puede añadir a la sesión de caminar de bienestar una unidad de Yoga que además le hace el efecto de un *stretching* suave.

Lomo de gato y postura del perro

> Adopte la posición, apoyándose sobre rodillas y manos. Las manos están en línea vertical con los hombros.

> Deje caer la cabeza, lleve la barbilla hacia el pecho y empuje con su espalda hacia arriba formando el lomo de gato.

Mantenga esta posición durante unos dos minutos. 1

› Doble la cabeza hacia la nuca, baje la espalda y déjela caer hacia abajo (ligero arqueo de la espalda). Mantenga esta posición también durante dos minutos.

Cocodrilo

› Túmbese sobre su espalda, doble las rodillas y apoye los pies. Los brazos estirados sobre el suelo al lado del cuerpo.

› Baje las rodillas juntas hacia el lado izquierdo y gire la cabeza hacia el lado derecho. Los hombros mantienen el contacto con el suelo. Mantenga la posición durante 30 segundos respirando a fondo y tranquilamente. 2

› Vuelva a la posición inicial. Baje las rodillas juntas hacia el lado derecho y gire la cabeza hacia el lado izquierdo. Efectúe un mínimo de tres sets.

Balancín

› Siga tumbado sobre la espalda y lleve las rodillas hacia el pecho. Rodee las rodillas con ambos brazos y cierre los ojos. 3

› Balancee suavemente hacia la izquierda y la derecha mientras le resulte agradable.

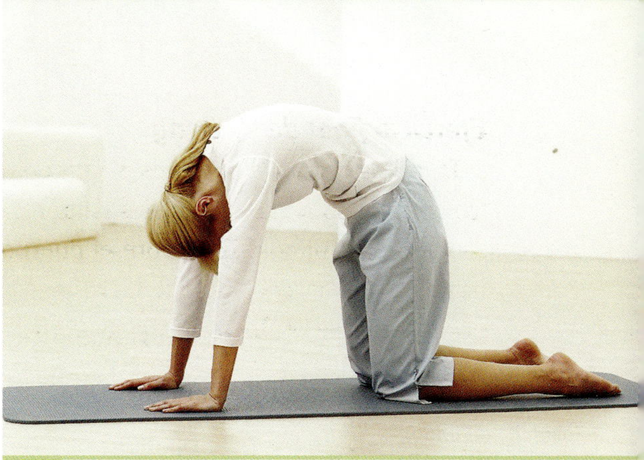

1 2 minutos

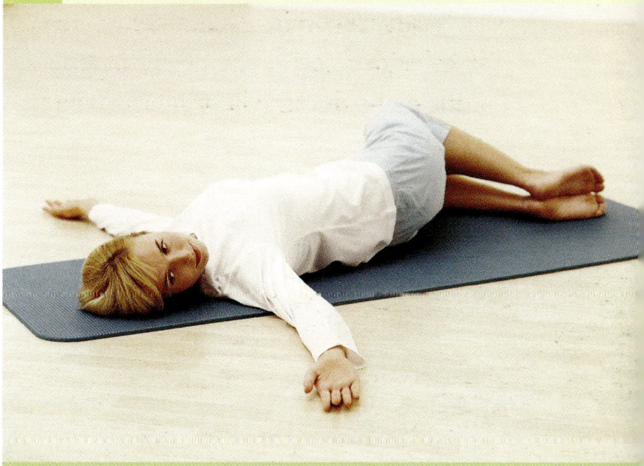

2 3 rep./ 30 seg. cada una

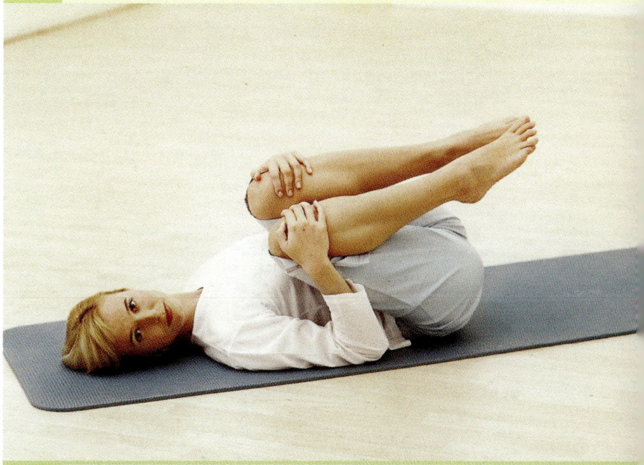

3

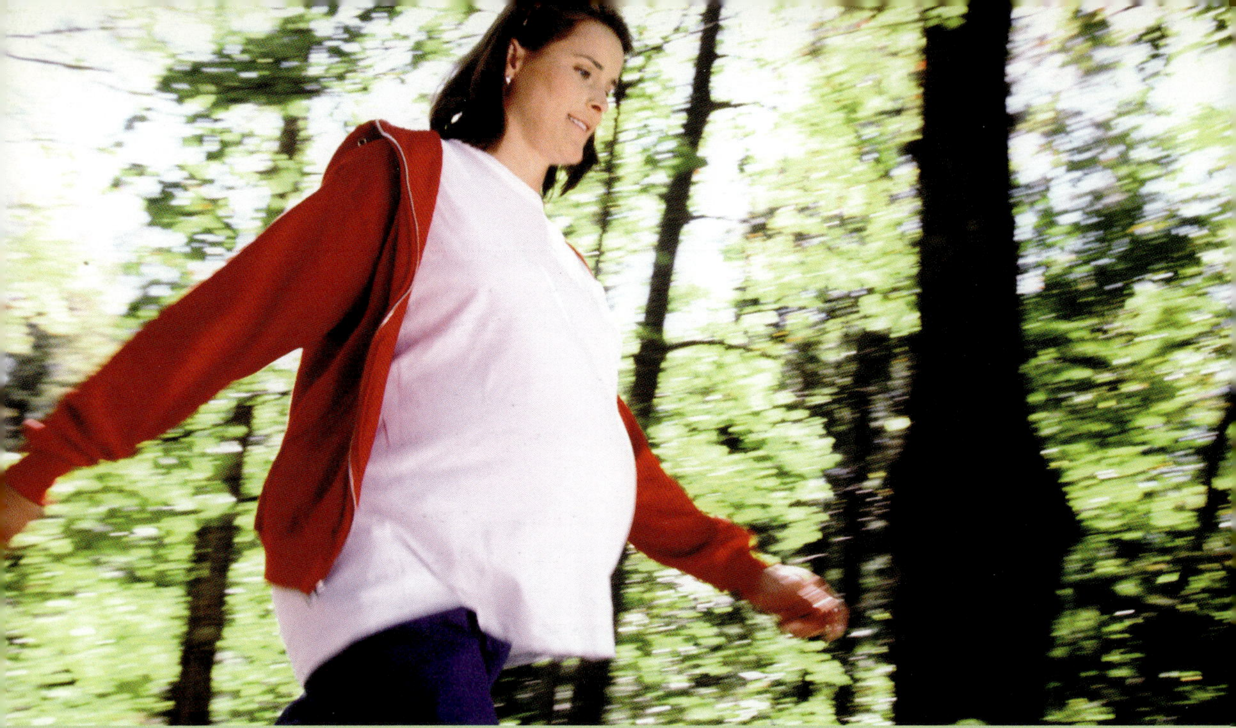

Caminar con bebé

Ni para futuras mamás, ni para mamás con su bebé en cochecito hay (apenas) razones para prescindir del caminar. Porque como deporte suave es muy indicado para esta fase de la vida y también es positivo para el bebé dentro del vientre.

Caminando durante el embarazo se mantendrá en forma y se preparará muy bien para el parto. Un cuerpo entrenado soportará mucho mejor las cargas del embarazo y del parto.

Y después del parto, la recuperación y la reducción del peso suelen producirse más fácilmente en mujeres entrenadas. La madre dispone a través del caminar de una forma suave para volver a alcanzar su nivel físico original.

Lo más importante es que no se sobreesfuerce ni durante el embarazo ni después del mismo, trabajando siempre de forma aeróbica, o sea usando el oxígeno. Piense que su bienestar debe prevalecer sobre el rendimiento deportivo.

Caminar embarazada

Si su embarazo se desarrolla sin complicaciones puede caminar o seguir caminando sin problema. Pero debe controlar que las caminatas sean moderadas y aeróbicas, es decir con exceso de oxígeno. Esto significa que camina sin esfuerzo y de manera que podría mantener tranquilamente una conversación con alguien.

Tenga en cuenta: su bienestar siempre es más importante que su rendimiento deportivo. Si le presenta uno de los siguientes trastornos, debería consultar sin falta a su ginecólogo antes de salir a caminar:

- Enfermedad coronaria.
- Infección.
- Dolores en el bajo vientre o en el tórax.
- Abortos o partos prematuros anteriores.
- Problemas graves en embarazos anteriores.
- Contracciones prematuras.
- Hemorragias.
- Abertura prematura del orificio uterino o cuello uterino acortado.
- Poco crecimiento del feto.
- Desmayos, cefaleas, malestar en general.
- Fuerte retención de líquido en los tejidos (edemas).

Objetivos del caminar durante el embarazo

Caminando puede prevenir las típicas molestias del embarazo como, por ejemplo, los dolores de espalda, varices, estrías causadas por el embarazo, problemas de la circulación venosa. El entrenamiento mejora la irrigación sanguínea en todo el organismo y optimiza el abastecimiento de oxígeno de la madre y del feto. Además, el aumento del peso suele ser menor

EVITAR LA POSICIÓN DE TUMBADO SOBRE LA ESPALDA A PARTIR DEL 5° MES

Cuando se tumba sobre su espalda, en casos excepcionales, el útero creciente puede oprimir la vena cava superior reduciendo el retorno sanguíneo al corazón. Con ello, el bebé recibiría demasiado poco oxígeno. Para evitar el síndrome de la vena cava durante el embarazo debería tumbarse más sobre su costado izquierdo.

IMPORTANTE !

en las embarazadas entrenadas; y los partos, más sencillos. Y a su bebé también le va bien que camine. Porque si usted se encuentra bien y en forma le brindará las mejores posibilidades para desarrollarse. Con el suave balanceo al caminar se estimulan además sus órganos sensoriales.

Programa de entrenamiento para embarazadas

En la tabla de esta página les damos consejos para caminar durante el embarazo.

Debe mirar, ante todo, de no sobreesforzarse durante el caminar. Si se encuentra agotada y sin aliento o si se siente excesivamente acalorada existe el peligro de que su bebé no reciba suficiente oxígeno, de manera que no estará suficientemente alimentado.

Es imprescindible intercalar paradas y bajar la intensidad del entrenamiento si no se encuentra bien. Debe entrenar exclusivamente de forma aeróbica. Su frecuencia cardiaca no debería superar un máximo del 75% de las pulsaciones máximas (tabla página 49). La norma ha de ser: es mejor caminar lentamente con distancias más largas que rápidamente en recorridos cortos, y los descansos entre las sesiones de entrenamiento han de ser de un día, como mínimo.

Calentamiento

Un correcto calentamiento y la parte final del entrenamiento bien realizados son de especial importancia durante el

INFORMACIÓN

PROGRAMA DE ENTRENAMIENTO DE CAMINAR PARA EMBARAZADAS*

	1er-4º mes	5º-7º mes	8º-10º mes
Frecuencia cardiaca** (porcentaje de las pulsaciones máximas***)	A: 60-65 % F: 60-70 %	A: 60-70 % F: 60-75 %	A: 60-65 % F: 60-70 %
Caminar sobre terreno plano (rápidamente)	A: 10-20 minutos F: 20-30 minutos	A: 15-25 min. F: 30-45 min.	A: 5-10 min. F: 10-20 min.
Parte final	5 fortalecer durante 5 min. 5 estirar durante 5 min.	5 fortalecer durante 5 min. 5 estirar durante 5 min.	5 estirar durante 5 min.
Tiempo total	A: 25-35 min. F: 35-45 min.	A: 30-40 min. F: 45-60 min.	A: 15-20 min. F: 20-30 min.
Sesiones por semana	2	2-3	2

A= principiantes F= experimentadas

***Las pulsaciones máximas se hallan restando la edad vital de 220

embarazo, puesto que existe una mayor actividad de irrigación, se deposita más líquido en los tejidos y el corazón de una madre ha de bombear más cantidad de sangre. La caminata inicial para calentar (cinco minutos) no sólo se realiza para el corazón sino también para los músculos, ligamentos y tendones. Éstos están sometidos a una mayor carga durante el embarazo debido al aumento del peso corporal y el ablandecimiento del tejido que depende de las hormonas. El lento calentamiento y estiramiento hacen que los músculos, ligamentos y tendones reciban más cantidad de sangre, y se aumenta su capacidad de soportar cargas.

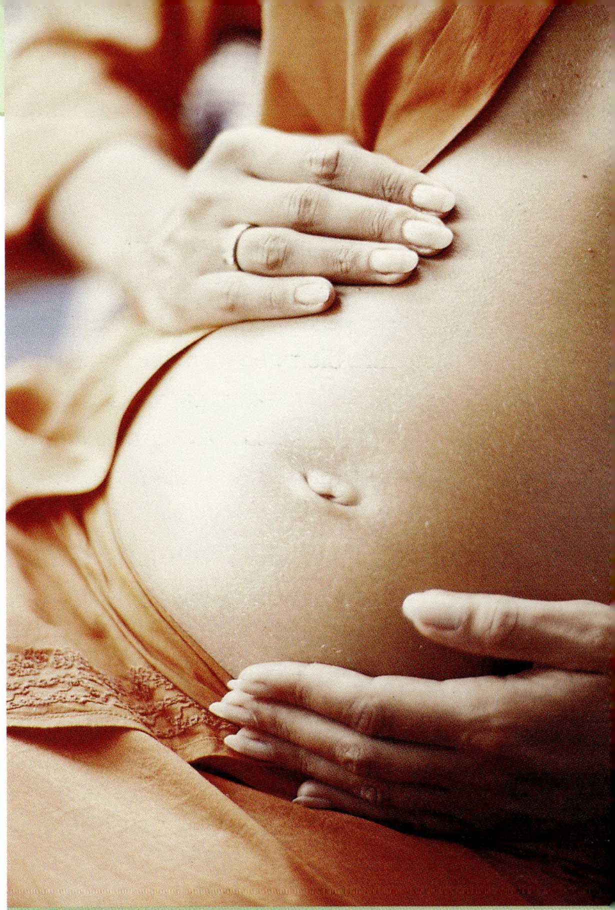

Un bebé no es ningún obstáculo, ni antes ni después del parto.

El programa de entrenamiento más indicado

Una buena vuelta a la calma al final de cada sesión de entrenamiento se ha de prever igual que la fase de calentamiento. Con ello está acelerando los importantes procesos de regeneración de las regiones corporales ejercitadas.

Conviene complementar su entrenamiento de caminar con ejercicios adecuados de gimnasia. Músculos y columna vertebral están sometidos a grandes cambios debido al aumento del peso durante el embarazo, que se concentra principalmente en el vientre. Los ejercicios gimnásticos ayudan a fortalecer la musculatura y a descargar la columna vertebral. La capacidad del cuerpo ante las cargas va aumentando de esta manera y se previenen molestias como los dolores de espalda.

Estos ejercicios son los más indicados:
- Parte superior de la espalda (página 99).
- Bíceps (página 102).
- Tríceps (página 103).
- Cintura (página 99).

Muy importante: ¡El uso de pesas en los ejercicios para tríceps y cintura sólo conviene durante el primer trimestre del embarazo! Practique los ejercicios después del caminar, antes de la parte final del entrenamiento.

Como complemento al entrenamiento, se ofrecen los ejercicios libres que se realizan de pie. Además podrá realizar en casa otros ejercicios gimnásticos en posición tumbada, los que ya conoce de su cursillo prenatal. Pero no conviene entrenar los músculos rectos del abdomen durante el embarazo porque con ello aumentaría su diástasis del recto anterior (abertura del músculo anterior del abdomen). En cambio conviene potenciar la musculatura oblicua del abdomen durante los primeros dos trimestres del embarazo, cosa que no aporta ningún peligro.

¡Respire a fondo y de forma constante!

Con una respiración profunda donde no sólo se mueve el tórax, sino también el vientre, se garantiza la suficiente llegada de oxígeno. Esto se necesita para un entrenamiento aeróbico. Procure espirar durante el mismo tiempo o incluso un poco más que el tiempo de inspiración. De esta manera, puede vaciar sus pulmones por completo y no le entra flato.

¡Beba lo suficiente!

La ingestión de suficiente líquido es de especial importancia durante el embarazo de cara a la renovación del líquido amniótico y por el aumento de sangre corporal. Lo mejor es beber antes de sentir la sed. El agua, las mezclas con zumos de frutas o infusiones están especialmente indicadas para compensar la pérdida de líquidos durante el caminar y para prevenir una deshidratación.

SUGERENCIA

¿NECESITA UNA FAJA PARA EMBARAZADAS?

La faja para embarazadas (se encuentra en las tiendas especializadas) sujeta el vientre mientras vaya aumentando de tamaño y peso. Esto puede resultar muy confortable para caminar. Además puede prevenir de esta manera los dolores de espalda durante el embarazo. Y después del parto, la faja ayuda en la recuperación de la silueta.

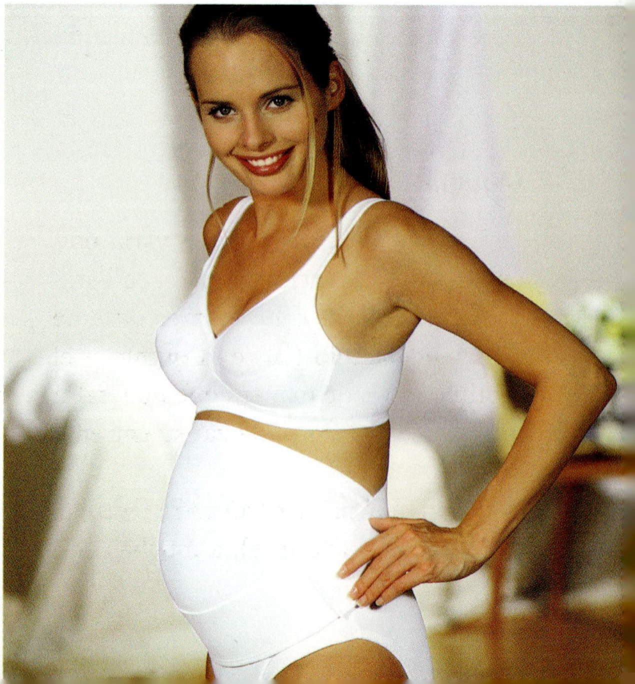

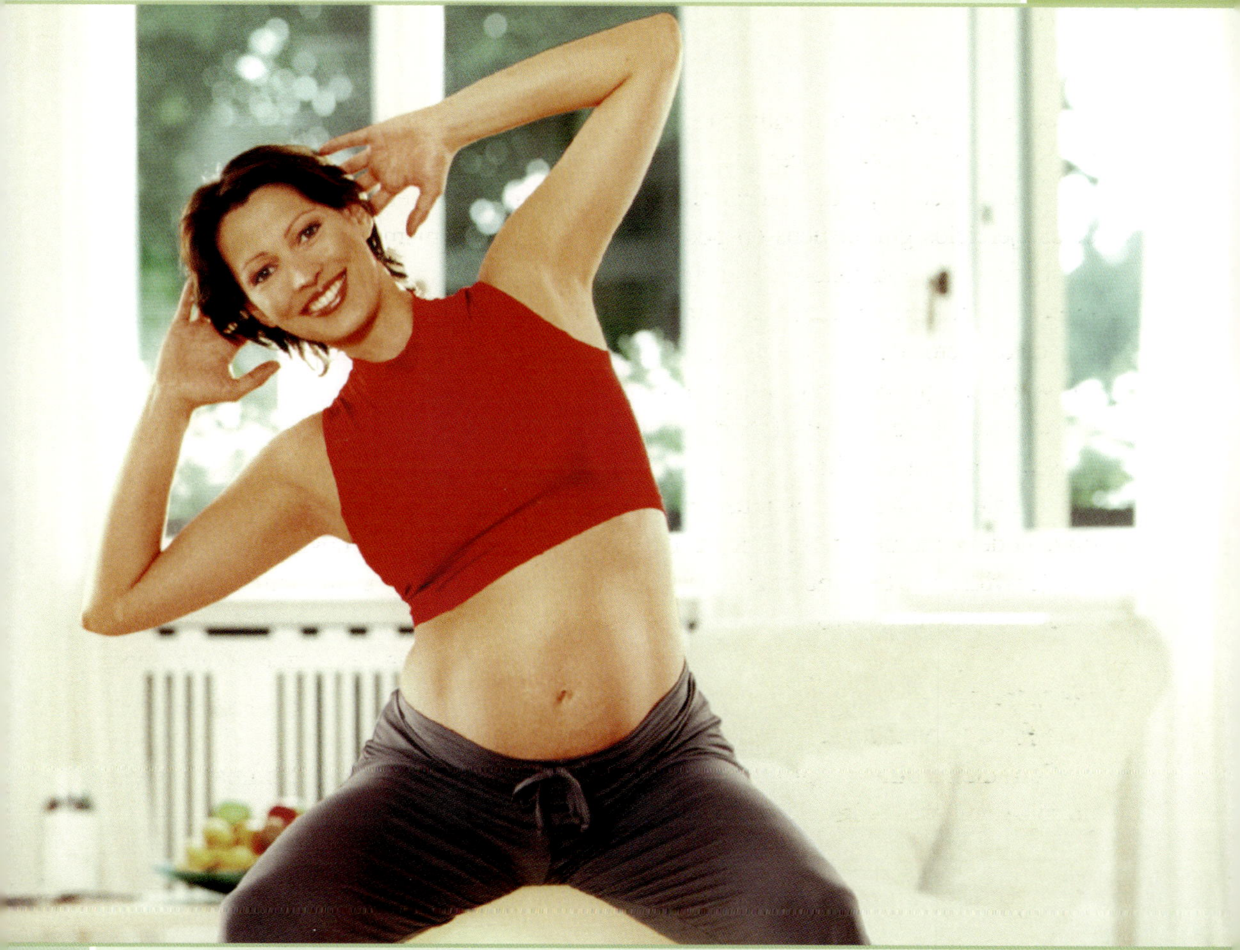

Una gimnasia suave está indicada incluso durante el embarazo.

¡Adapte su entrenamiento!

La capacidad de esfuerzo varía mucho entre los tres trimestres del embarazo. Las molestias son menores durante el segundo tercio (entre el quinto y el séptimo mes), de manera que no tendrá inconvenientes para realizar su entrenamiento.

Durante el primer trimestre (entre el primer y el cuarto mes), a muchas embarazadas les resulta difícil realizar ejercicio físico debido a náuseas, vómitos, cansancio o mareos. Observe las señales de su cuerpo y adapte su entrenamiento a ellas. Camine lentamente y establezca primero distancias cortas. Es bastante probable que así incluso se reduzcan el cansancio y las náuseas, debido a los movimientos suaves del caminar al aire libre.

En el tercer trimestre (entre el octavo y el décimo mes) también debería adaptar su entrenamiento a su vientre, que cada vez será más grande. Podrá salir tranquilamente a caminar hasta el día del parto, siempre que se encuentre bien haciéndolo. Sobre todo en este tercer trimestre se recomienda completar el entrenamiento de caminar con ejercicios de relajación.

Caminar después del parto

El embarazo y el parto significan unos esfuerzos extremos para el cuerpo de la mujer y durante las ocho semanas posteriores al parto debería descansar principalmente. Sin embargo, en caso de un parto espontáneo sin mayores complicaciones, puede empezar ya a las seis semanas con un suave entrenamiento de caminar. En caso de complicaciones durante el embarazo o en el parto, como por ejemplo gestosis o cesárea, debería consultar a su ginecólogo antes de empezar a entrenar.

Objetivo del caminar después del parto

Los entrenamientos de caminar después del parto ayudan a recuperar la forma y figura anteriores, activar el sistema cardiovascular y tensar el tejido. Además se presta como forma de relajación y como salida de la rutina diaria. Está haciendo algo en beneficio suyo y de su

INFORMACIÓN

PROGRAMA DE ENTRENAMIENTO DE CAMINAR PARA MADRES*

a partir de la 6ª semana	3er mes	a partir del 4º mes	
Frecuencia cardiaca** (porcentaje de las pulsaciones máximas***)	A: 60 % F: 60 %	A: 60-65 % F: 60-70 %	A: 60-75 % F: 70-75 %
Caminar sobre terreno plano (rápidamente)	A: 5-10 Min. F: 10-15 min.	A: 10-20 min. F: 20-30 min.	A: 15-30 min. F: 30-45 min.
Parte final	fortalecer durante 5 min. estirar durante 5 min.	fortalecer durante 5 min. estirar durante 5 min.	estirar durante 5 min.
Tiempo total	A: 15-20 min. F: 20-25 min.	A: 25-35 min. F: 35-45 min.	A: 30-45 min. F: 45-60 min.
Sesiones por semana	1	2	2-3

*Las semanas o bien meses indicados se refieren al tiempo después del parto
**A= principiantes F= experimentadas
***Las pulsaciones máximas se hallan restando la edad vital de 220

bebé, si lo lleva con usted. Disfrute de la tranquilidad y de la actividad al aire libre.

Programa de entrenamiento para madres

No vuelva a entrenar después del parto antes de que se sienta más o menos dispuesta y que su fondo pélvico esté estable. Esto lo notará porque podrá retener la orina y porque su fondo pélvico será capaz de soportar una tensión como la que se produce al estornudar. Fundamentalmente valen las mismas normas que ya se destacaron para el entrenamiento durante el embarazo (a partir de la página 113). Oriéntese en la siguiente tabla de cara a su entrenamiento. Pero vigile que siempre se encuentre bien durante el entrenamiento y evite sobreesfuerzos. También ahora podemos afirmar que no se trata de mostrar un rendimiento deportivo.

Entrenar y amamantar

Para poder dar a su bebé de mamar suficientemente, debe ingerir la cantidad necesaria de calorías procedentes de alimentos sanos sin perder peso de forma demasiado rápida. De ninguna manera debería adelgazar tanto que su peso durante la época de amamantar resultara inferior al peso del inicio del embarazo, ya que entonces se liberarían sustancias nocivas incrustadas en las grasas depositadas que pasarían a su bebé a través de la leche materna. El hecho de que su bebé no engorde lo suficiente puede ser una señal de que su entrenamiento sea demasiado intensivo y de que usted gasta demasiadas calorías.

Procure entrenar de forma aeróbica; de otro modo se acumularía demasiado lactato (sal del ácido láctico) en el cuerpo. Con ello no causa ningún daño al bebé, pero podría pasar que no le gustase la leche por su contenido en ácido láctico. Si puede, dele de mamar antes de caminar. La concentración de ácido láctico vuelve a su nivel normal aproximadamente una hora después del entrenamiento. Si su bebé mama con intervalos más cortos, será mejor prevenir y succionar leche materna para después de un entrenamiento más intenso.

Amamantar antes del entrenamiento tiene además el efecto positivo de sentir sus senos vacios y ligeros y sin tensión incómoda.

¡ATENCIÓN! ¡PELIGRO DE LESIONES!

Sus ligamentos, tendones y articulaciones seguirán estando muy blandos y elásticos durante algunas semanas después del parto. Esto le expone a un mayor peligro de lesiones causadas por torceduras.

IMPORTANTE !

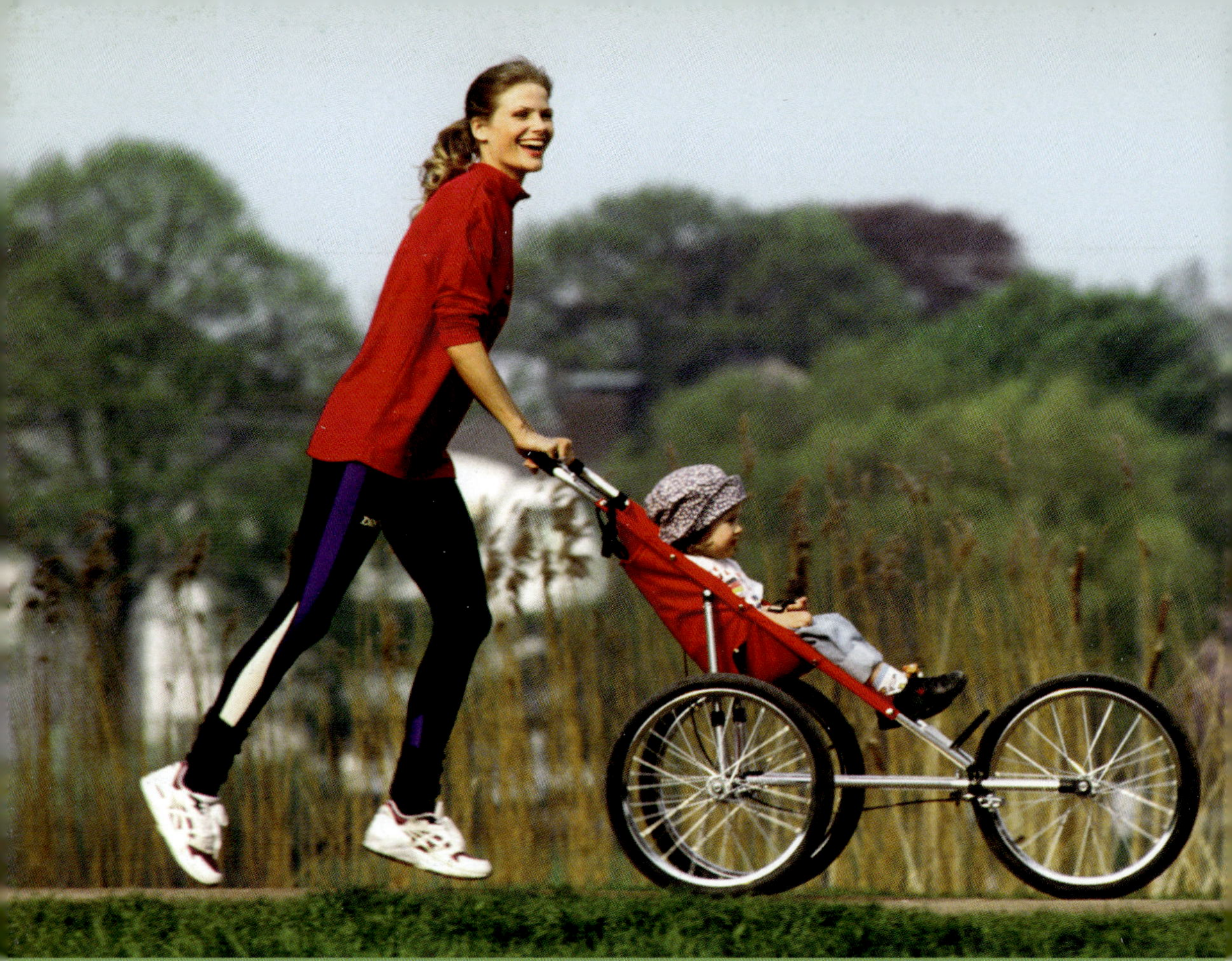

Con el *jogger* adecuado disfrutarán tanto la madre como el niño.

Práctica complementaria

La gimnasia después del parto sirve, en primer lugar, para la recuperación y el fortalecimiento del fondo pélvico. Puede añadir los ejercicios para los entrenamientos durante el embarazo (a partir de la página 113). Con el entrenamiento para el fondo pélvico y los músculos oblicuos del abdomen puede empezar, como muy pronto, en la cuarta semana después del parto. Los músculos rectos no los puede incluir antes del cuarto mes después del parto, porque estaría aumentando más la apertura del músculo recto anterior del abdomen (diástasis del recto anterior del abdomen).

¡Tenga paciencia! Su cuerpo ha cambiado durante los nueve meses. Necesitará casi el mismo tiempo hasta restaurarlo de nuevo.

Caminar con el bebé

También puede llevar a caminar a su recién nacido. Póngalo en un coche adecuado y entrene con suavidad, como si fuera un nivel anterior al caminar: camine rápidamente durante un tiempo de 15 o 20 minutos, como mínimo.

El coche adecuado para el bebé

A partir del octavo o noveno mes, cuando su bebé ya se pueda sentar, puede llevarlo sin problema alguno en un coche especial para salir a caminar.

Aunque la carga para el coche sea menor al caminar en comparación con el correr, el cochecito especial para el *jogging* también es óptimo para caminar. Pero debería tener en cuenta los siguientes puntos:

- La seguridad del niño es muy importante y ésta se garantiza a través de un cinturón de tres o, mejor, cinco puntos de sujeción, una protección lateral alta y estable y un freno de mano que funcione bien. También debe protegerlo del sol (factor 30, como mínimo). Para salir en la oscuridad con el cochecito necesita reflectores bien visibles.
- Una sesión de caminar sobre caminos por el campo es más divertida que por calles asfaltadas. Unas ruedas grandes con buen agarre y perfil (o ruedas con cámaras de aire que no se deban inflar) también soportan bien los caminos irregulares. Se adaptan a la superficie y al peso del niño. Mire, a la hora de comprarlo, que sus pies no choquen con el eje de las ruedas traseras al caminar.
- Cuanto mejor sea la suspensión, más relajado estará el niño durante el entrenamiento.
- Si el cochecito es usado por personas de distintas alturas, será mejor que se pueda ajustar la altura del volante. Un lazo para la muñeca garantizará un buen control también cuesta abajo.
- No se olvide de la protección contra la lluvia.

Lo esencial, de un vistazo

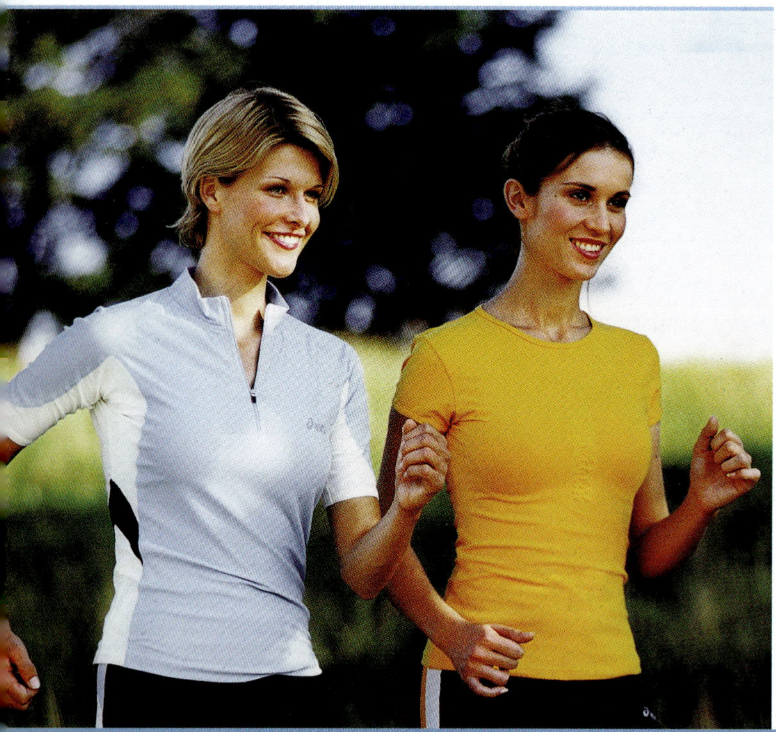

SUPERACIÓN DEL ESTRÉS

Caminar por la naturaleza ayuda a olvidarse del estrés y problemas de la rutina diaria y del trabajo. Porque durante la sesión de caminar se libera gran cantidad de endorfinas y de la hormona de creatividad, ACTH. Las capacidades de concentración y atención también se refuerzan claramente al aire libre.

QUEMADOR DE GRASAS

Con el caminar perdemos kilos. Porque justamente el ejercicio moderado de caminar hace que el cuerpo queme muchas calorías. Este efecto de quema de grasas alcanza su máximo nivel si sale a caminar de forma regular. Paralelamente, se incrementa el consumo en el cuerpo. Gasta más energía y esto no sólo le ocurre caminando, sino durante todo el día.

CALZADO Y ROPA

Para caminar sólo debe utilizar un calzado específico que se ajuste bien a sus pies. Con ello se garantiza un movimiento óptimo puesto que siempre estará trabajando con los pies. Es importante que la amortiguación sea la suficiente, con el fin de evitar daños en ligamentos y articulaciones. En cuanto a la selección de ropa, debe apostar por fibras sintéticas funcionales, ya que la ropa transpirable regula el calor: evita el frío producido por la evaporación de la humedad y la piel se mantiene seca y caliente.

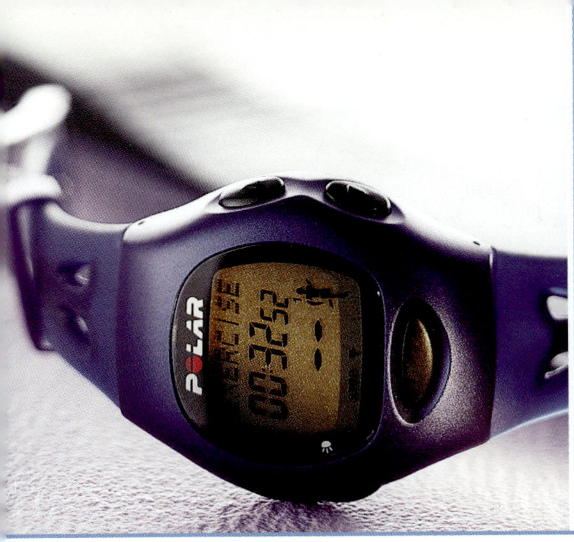

DESCANSOS?

Salir a caminar sólo resulta agradable y vitalizante si existe un equilibrio entre esfuerzo y recuperación. Porque el cuerpo prepara, como previsión, reservas energéticas adicionales durante la fase de regeneración, y éstas permiten una subida del rendimiento para el próximo entrenamiento. Consecuencia: su resistencia aumenta.

PULSACIONES DE ENTRENAMIENTO

La frecuencia cardiaca es una buena referencia para la intensidad de la actividad física. Porque cuanto más se esfuerce, mayores serán sus pulsaciones. Con una sencilla fórmula puede determinar sus pulsaciones individuales óptimas para el entrenamiento: 220 latidos del corazón menos la edad en años y como resultado obtiene su pulso máximo (PM). Para el entrenamiento cardiovascular, ha de hallar el 75-80%. Para adelgazar, se calcula el 60-70% (zona de la quema de grasas), y caminar durante más tiempo.

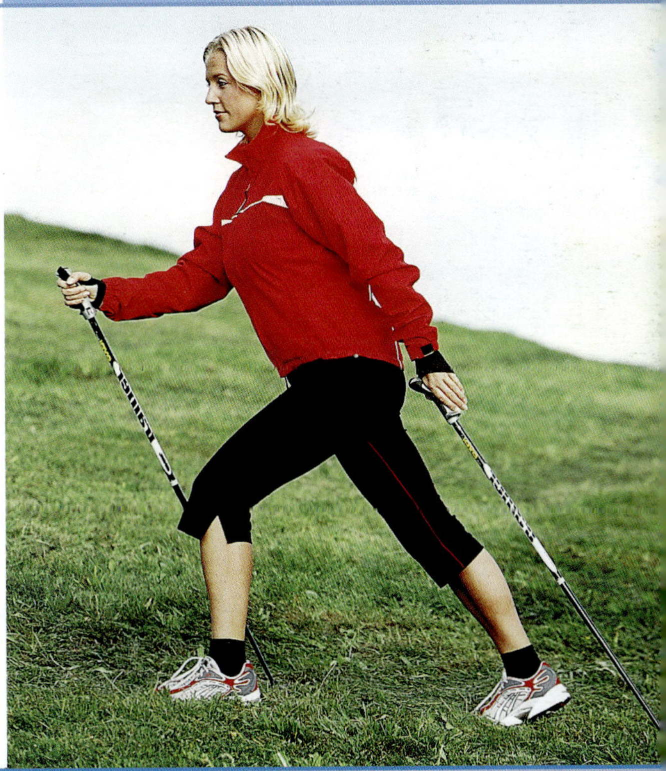

NORDIC WALKING

El *Nordic Walking* es la nueva tendencia dentro del caminar. Se camina con bastones específicos. Estos exigen un trabajo activo de los brazos y dan el suficiente apoyo en terrenos irregulares. El *Nordic Walking* es un entrenamiento sano e integral para el cuerpo donde las articulaciones se someten a una carga aún más baja que en el caminar «normal». Además también aumenta el desgaste energético, a causa de la implicación de los brazos. De manera que en el *Nordic Walking* estará gastando un 40% más de calorías.

Índice alfabético

A

Adelgazar, 12, 64, 79, 95
Agotamiento, 48
Agujetas, 38, 45, 98
Alimentación, 64
Amamantar, 119
Ampollas, 39
Aparatos de medición, ver: Aparatos para medir la frecuencia cardiaca, pulsímetro, 30, 55
Aparatos para medir la frecuencia cardiaca, 62

B

Baño, 44
Bastones para caminar, 81
Beber, 70,116

C

Calambre en los gemelos, 39
Calcetines, 61
Calentamiento, 31
Calzado, 56-57, 77, 80
Caminar, 14, 88
– con bebé, 112
– cuesta abajo, 84
– cuesta arriba, 84
– embarazada, 113
– para modelar la figura, 94
– para mujeres, 10
Caminar y bienestar, 104
Cansancio, 38, 47, 48
Carrera,
– sobre los metatarsos, 88
– sobre los pulpejos, 88
– sobre los talones, 88
Cataplasma de agua salada, 40
Celulitis, 10
Cinta rodante, 54
Cochecito para niños (*jogging*), 121
Condición física, 20
Constipados, 48
Control
– de la resistencia, 20
– del Riesgo, 17
Contusiones, 40

D

Diástasis del recto anterior del abdomen, 120
Dietas, 65
Distensión, 106
Dolores, 48
Dolores musculares, 40
Ducha, 44

E

Efecto de vaivén, 65
Ejercicios de fuerza, 98
Embarazo, 12
Entrenamiento aeróbico y anaeróbico, 30
Entrenamiento
– bajo cubierto, 54
– de caminar, 86
– de la fuerza, 95, 97
– para caminar, 56
Entrenamiento a intervalos, 75
Equipamiento, 56
Esguinces, 40

Estiramientos, 34, 87

F

Fibras vegetales, 70
Final suave del entrenamiento, 31
Flato, 41
Fórmula de pulsaciones, 28
Frecuencia cardiaca de esfuerzo, 49
Frecuencia cardiaca, 21, 28

G

Grasas, 68

H

Heridas, 41
Hidratos de carbono, 66
Higiene corporal, 44

Í

Índice glucémico, 67
Índice metabólico, 13

J

Jogging, 13, 88

M

Mancuernas, 63
Masaje con aromas, 45
Medición de la frecuencia cardiaca, 29
Menstruación, 10
Minerales, 69
Molestias articulares, 40, 48
Motivación, 52
Movimiento del brazo, 26
Muñequeras lastradas, 63
Música, 53, 63

N

Nordic Walking, 78

O

Oligoelementos, 69
Osteoporosis, 10

P

Parte suave al final del entrenamiento, 31
Pesas, 63
Pie cavo, 59
Pie normal, 58
Pie plano con los dedos separados, 59
Poles, 80-81
Postura corporal, 26
Power Walking, 74
Primeros auxilios, 38
Programas de entrenamiento, 47, 49, 51, 76, 85, 90, 95, 96, 105, 114, 115, 118, 119
Proteínas, 66
Prueba de caminar, 20
Prueba de resistencia, 20
Pulsaciones, 20
– de entrenamiento, 49
Pulsímetros, 30, 62

Q

Qi Gong, 105, 107

R

Recuperación, 47, 77, 117
Reducción del estrés, 80

Regeneración, 47, 75, 77
Respiración, 27, 97
Ropa, 60
Ropa impermeable, 61

S

Síndrome de la vena cava, 113
Síndrome premenstrual (SPM), 11
Stretching, 34, 87
Sujetadores, 60
Sustancias vegetales secundarias, 69

T

Talco corporal, 45
Técnica
– de brazos, 26
– de caminar, 24, 27
– de piernas, 25
Tipos de pie, 58
Trastornos cardiovasculares, 39

V

Velocidad, 21, 28, 47
Vestimenta para caminar, 60
Vitaminas, 68

Y

Yoga, 105, 110

Índice de ejercicios

A
Abrir las alas, 109

B
Balancín, 111
Bíceps, 102

C
Calentar los tobillos, 32
Cara anterior del muslo, 35, 100
Cara lateral de la nuca, 37
Cara posterior del muslo, 35, 101
Cintura, 99
Cocodrilo, 111

E
Ejercicio final de Qi Gong, 110

F
Flexores de la cadera, 37

G
Gemelos, 34, 102

H
Hombros, 102

I
Inclinación lateral, 33

L
Lomo de gato y postura del perro, 110

M
Músculo recto anterior del abdomen, 98
Músculos oblicuos del abdomen, 98

N
Nalgas, 100
Nuca posterior, 36

O
Omóplatos, 33

P
Parte inferior de la espalda, 37, 100
Parte superior de la espalda, 32, 99
Pectorales, 36, 103
Posición fundamental, 107

R
Relajar los hombros con movimientos circulares, 31
Restitución, 110

S
Saltarse la rutina, 108

T
Tensión de los hombros, 31
Tocar el cielo, 108
Tríceps, 103

V
Volver a la calma, 107

IMPORTANTE

Todos los consejos y ejercicios de este libro fueron meticulosamente estudiados y comprobados en la práctica. Pero no pueden sustituir el consejo de un médico competente. Todos/as los/las lectores/as son responsables de sus decisiones y acciones. Ni el autor ni la editorial pueden tener ninguna responsabilidad por posibles daños o efectos secundarios que resulten de los consejos prácticos del libro.

Agradecemos la ayuda prestada por fotografías, calzado y ropa de la empresa ASICS, Alemania

Título de la edición original:
Walking und sanftes Lauftraining

Depósito Legal: B. 51547-2008

ISBN: 978-84-255-1832-4

Fotos: Baby-Walz: S. 116. Corbis: S. 44, 112. Excel: S. 78. GU: S. 64 (B. Büchner); 2 li., 6, 62 (A. Hosch); 30, U3 (M. Jahreiß); 115 (A. Peisl); 86 (T. Roch); 43, 68, 69 (R. Schmitz); 54 (M. Wagen-han). Jump: S. 4, 15 (M. Sandkühler); 70, 117, 120 (K. Vey). Zefa: S. 61.
Ilustraciones: Detlef Seidensticker

IMPRESO EN ESPAÑA PRINTED IN SPAIN
LIMPERGRAF, S. L. - Mogoda, 29-31 (Pol. Ind. Can Salvatella) - 08210 Barberà del Vallès